A ARTE DA
LONGEVIDADE

SEU GUIA PRÁTICO PARA O BEM-ESTAR TOTAL DA MENTE E DO CORPO

RODRIGO PEREZ

A ARTE DA
LONGEVIDADE

SEU GUIA PRÁTICO PARA O BEM-ESTAR TOTAL DA MENTE E DO CORPO

Tradução
Gabriel Augusto da Silva

1ª edição
São Paulo
2025

The Art of Longevity
Text Copyright © Rodrigo Perez, 2024
Publicado originalmente pela Penguin Books, 2024. Esta edição foi publicada em acordo com a Penguin Random House Australia Pty Ltd.

1ª Edição, Editora Gaia, São Paulo 2025

Jefferson L. Alves – diretor editorial
Richard A. Alves – diretor-geral
Flávio Samuel – gerente de produção
Jefferson Campos – analista de produção
Juliana Campoi – coordenadora editorial
Equipe Editora Gaia – produção editorial e gráfica
Design da capa – Alex Ross Creative © Penguin Random House Australia Pty Ltd
Imagens da capa – mulher surfando por Getty Images / Konstantin Trubavin; Rod Perez por Bruno Martinez @brunoomartinez (frente) e Jackson O'Brien @jacksonobrien_ (verso)
Projeto gráfico – Post Pre-press Group, Brisbane
Fotografia interna – Rodrigo Ximenes @friction_free

Na Editora Gaia, publicamos livros que refletem nossas ideias e valores: Desenvolvimento humano / Educação e Meio Ambiente / Esporte / Aventura / Fotografia / Gastronomia / Saúde / Alimentação e Literatura infantil.

Em respeito ao meio ambiente, as folhas deste livro foram produzidas com fibras obtidas de árvore de florestas plantadas, com origem certificada.

Dados Internacionais de Catalogação na Publicação (CIP)
(Câmara Brasileira do Livro, SP, Brasil)

Perez, Rodrigo
  A arte da longevidade : seu guia prático para o bem-estar total da mente e do corpo / Rodrigo Perez ; tradução Gabriel Augusto da Silva. – 1. ed.– São Paulo : Editora Gaia, 2025.

  Título original: The art of longevity
  ISBN 978-65-86223-61-3

  1. Conduta de vida 2. Corpo e alma 3. Corpo e mente 4. Esportes 5. Estilo de vida 6. Filosofia da mente 7. Surfe - Esporte I. Título.

24-246299   CDD-128.2

Índices para catálogo sistemático:
1. Corpo e alma : Filosofia da mente   128.2

Eliane de Freitas Leite - Bibliotecária - CRB 8/8415

Obra atualizada conforme o
NOVO ACORDO ORTOGRÁFICO DA LÍNGUA PORTUGUESA

Editora Gaia Ltda.
Rua Pirapitingui, 111-A – Liberdade
CEP 01508-020 – São Paulo – SP
Tel.: (11) 3277-7999
e-mail: gaia@editoragaia.com.br

 grupoeditorialglobal.com.br   /editoragaia

 /editoragaia   @editora_gaia

 blog.grupoeditorialglobal.com.br

Direitos reservados.
Colabore com a produção científica e cultural.
Proibida a reprodução total ou parcial desta obra sem a autorização do editor.

Nº de Catálogo: **4769**

Para minha amada mãe,

Você se mudou para um mundo diferente, mas o amor, a força, a inspiração e as lições que você proporcionou permanecem aqui comigo. Sua crença inabalável em mim e seus muitos sacrifícios inspiraram e alimentaram minha determinação de trabalhar com afinco e alcançar meus sonhos. Dedico cada página deste livro a você. Seu legado vive em tudo o que conquistei e nos tesouros inestimáveis que reuni ao longo do caminho. Obrigado por ser minha luz guia, minha verdadeira rocha.

Com todo meu amor e gratidão,

Rod B. Perez

Quando você encontra pessoas com a mesma *vibe*, tudo flui!
Rod entrou na minha vida em um momento em que eu estava
buscando desenvolver hábitos saudáveis à medida que envelhecia.
Sua atenção natural aos detalhes, sua curiosidade inabalável
e seu profundo amor por testemunhar os caminhos de cura
da natureza, expressos por seus clientes, são poderosamente
contagiantes. Tem sido uma honra fazer parceria com Rod
em nossos *workshops* e retiros Art of Longevity [A arte da
longevidade]. Unimos nossa base de conhecimento complementar
com aplicações e ensinamentos simples e práticos para criar
uma atmosfera divertida e convidativa que aprimora a conexão
entre mente, corpo e espírito para todos os envolvidos.

**Tom Carroll, bicampeão mundial de surfe, tricampeão
do Pipe Masters e uma verdadeira lenda australiana**

SUMÁRIO

INTRODUÇÃO – MINHA HISTÓRIA: COMO ME
INTERESSEI POR VIDA SAUDÁVEL E LONGEVIDADE   13

    Minha coluna   14

    Minha amada mãe   18

    A bactéria   20

    Minha metodologia   23

1.   A IMPORTÂNCIA DE ESTABELECER UMA ROTINA   25

    Saúde cognitiva: mantendo-se ágil   29

2.   CRIANDO UMA NOVA ROTINA QUE FUNCIONA PARA VOCÊ   35

    Como a consistência pode beneficiar sua saúde e longevidade   36

    O ritual da rotina matinal   41

    A importância do foco na rotina   46

    A disciplina proporciona uma direção   48

    A importância da direção para alcançar seus objetivos   49

    Comece cada dia com uma rotina de despertar   51

    ROTINA MATINAL   53

    ROTINA NOTURNA   67

3.   MOVA-SE BEM, MOVA-SE MAIS INTENSAMENTE
E MOVA-SE PARA A VIDA!   73

    O que é mobilidade?   79

    A importância da mobilidade   80

    A articulação do quadril e a mobilidade do quadril   82

Quadris livres = fluxo livre: a história de Graham	84
Vamos estabilizar (treinamento de estabilidade)	86
Existe diferença entre alongamento e mobilidade?	88
Trabalho de core – sejamos flexíveis para a vida	89
Treinamento cardiovascular	93
Cardio inteligente	94
Usando a resistência para alcançar durabilidade	97
Força pura	99
PROGRAMA DE TREINAMENTO DE 12 SEMANAS	101
PROGRAMA DE 12 SEMANAS, FASE 1	115
PROGRAMA DE 12 SEMANAS, FASE 2	136
PROGRAMA DE 12 SEMANAS, FASE 3	152
4. NUTRA SEU CORPO	167
Priorize alimentos ricos em nutrientes	168
Hidrate-se, hidrate-se, hidrate-se	168
Não tenha medo das gorduras	168
Cuide do seu microbioma	169
Equilibre os macronutrientes	169
Melhore um por cento a cada dia – sem desculpas!	176
A importância da hidratação e da saúde intestinal	181
Álcool	184
Saúde intestinal	186
Quatro dietas saudáveis para o intestino (paleo, mediterrânea, à base de plantas e cetogênica)	190
Jejum intermitente	198
Como será um dia normal	203
Minha rotina diária favorita	204
Rotina matinal: sete pilares para uma vida melhor	207
RECEITAS DE SMOOTHIE	208
RECEITAS DE CAFÉ DA MANHÃ	211

RECEITAS DE ALMOÇO	214
RECEITAS DE JANTAR	218
SNACKS (LANCHES RÁPIDOS)	222

5. ENERGIZE E REFRESQUE – A IMPORTÂNCIA DA RESPIRAÇÃO — 225

Respiração diafragmática	230
Como praticar a respiração diafragmática	231
Respiração nasal	234
Respire de forma segura, eficiente e adequada	235
O poder da "respiração em caixa": desbloqueando seu potencial	239

6. MEDITAÇÃO – ESTEJA EM PAZ, "ENTRE NO FOCO" (COM TOM CARROLL) — 243

Por que devo meditar todos os dias?	247
Os benefícios da meditação	250
Estar "focado" – alcançando o "estado de fluxo"	253
A história de Tom Carroll	258

7. CONECTANDO-SE AO AMBIENTE AO SEU REDOR — 265

A importância da conexão com o ambiente para atletas	270
Como a natureza ajuda seu bem-estar	272
Praticando apreciação e gratidão	273

8. COMPROMETENDO-SE COM A RECUPERAÇÃO — 281

Reconheça a importância da recuperação	283
Criando um plano de recuperação	283
Acompanhe seu progresso	284
Mantenha-se positivo e seja compassivo consigo mesmo	284
Busque ajuda quando precisar	285
Massoterapia	286
Terapia de sauna	289

Recuperação com banho de gelo	291
Terapia com oxigênio hiperbárico	292
Terapia PEMF	294
Peptídeos	297
Plasma rico em plaquetas	297
Terapia com células-tronco	297
Combinando terapias	298
A visão "ideal" da recuperação	299

9. A ARTE DA LONGEVIDADE – FAZENDO A CONEXÃO   303

Elimine os maus hábitos onde puder e esteja aberto a adquirir novos hábitos	305
Compreendendo sua autenticidade	316
Respeite o processo e confie nele: longevidade é o nosso objetivo	318

10. O CAMINHO DO SAMURAI   321

Trazendo o caminho do samurai para sua vida	322
A arte do autocontrole	326
O poder da mudança no longo prazo	329

AGRADECIMENTOS   333

INTRODUÇÃO

MINHA HISTÓRIA: COMO ME INTERESSEI POR VIDA SAUDÁVEL E LONGEVIDADE

Como a maioria das pessoas, tive minha cota de problemas de saúde. Quando era criança, crescendo no Brasil, não conseguia praticar esportes como meus amigos. Eu tinha bronquite e dificuldade para respirar – sempre que tentava me exercitar, rapidamente ficava sem fôlego e meu coração começava a disparar. Eu só aguentava dez minutos jogando futebol ou basquete, andando de skate, praticando caratê ou kung fu. Era frustrante e fiquei realmente decepcionado com minhas limitações. Logo comecei a me sentir desanimado.

Eu sabia que algo estava errado, mas não sabia o que fazer. Com o passar dos anos, como eu não podia me exercitar, comecei a engordar. Minha mãe fez tudo o que pôde, mas ela não tinha muito conhecimento médico ou sobre dietas. Os médicos me receitaram medicamentos anti-inflamatórios e antibióticos para a bronquite, mas eles não ajudaram muito. Na verdade, pareciam *piorar* a situação. À medida que meu metabolismo desacelerava, meu peso aumentava ainda mais e comecei a perder massa muscular.

Como um garoto de origem socioeconômica média-baixa, não tínhamos muito dinheiro, mas tive a sorte de conhecer um ótimo médico que me encaminhou para um grupo de pesquisadores que estavam trabalhando com crianças com problemas respiratórios semelhantes. Eles recomendaram certos exercícios físicos, além de natação, para "abrir" as vias respiratórias, aumentar a capacidade pulmonar, melhorar a saúde geral e tratar outros problemas de saúde associados, que poderiam se desenvolver ao longo do tempo.

Isso foi um grande desafio para mim, porque eu tinha que aprender a respirar corretamente, manter um bom ritmo enquanto nadava e manter minha frequência cardíaca estável. Com o tempo, a natação ajudou a limpar meus pulmões e me permitiu viver a vida de uma criança normal. Depois de um ano de muito trabalho, minha bronquite desapareceu! Eu não conseguia acreditar. A partir de então, desenvolvi novos hábitos e princípios de treinamento. Os resultados foram contagiantes; eu estava rapidamente me tornando uma nova pessoa. Aprendi tudo o que pude sobre exercícios, saúde, o papel da mente, as filosofias por trás das artes marciais e mais. No entanto, como é de conhecimento geral, quando você se torna adolescente, as coisas podem facilmente desmoronar novamente.

MINHA COLUNA

Comecei a praticar *bodyboard* quando tinha cerca de 16 anos. Antes disso, o oceano era apenas algo para sonhar: as praias eram distantes de casa, eu era um garoto da cidade. Quando cheguei à universidade e tirei minha carteira de motorista, as coisas começaram a mudar – eu queria aprender a surfar. Queria viver e respirar essa cultura. Pensava em me mudar para a Califórnia ou para a Austrália, mas escolhi a Austrália pelas fotos das belas extensões de praias e ondas que eu via nas revistas de surfe.

Eu me lembro de anúncios dizendo: "Venha para a Austrália! Aprenda a surfar! Aprenda inglês!". Infelizmente, meus pais nunca tiveram dinheiro para financiar essa viagem, mas trabalhei muito no meu último ano de universidade, economizei e realizei meu sonho de viver o estilo de vida do surfe.

Em meados de 2004, aos 27 anos, depois de viver na Austrália por vários anos, decidi viajar. Fui parar em Londres, andando pelas ruas, procurando emprego em todos os lugares, tentando sobreviver. Numa manhã acordei e – *boom* – senti uma dor nas costas tão intensa que me nocauteou. Nunca havia experimentado nada assim antes, bem no meio das costas, na região torácica. Era difícil fazer qualquer coisa – trabalhar, treinar, socializar. Eu nem conseguia respirar direito. A dor era forte e persistente, e nenhum alongamento ou exercício conseguia aliviá-la – ou diminuir minha frustração. Decidi desacelerar e descansar. Continuaria fazendo algumas rotinas de alongamento leve e acrescentei massagens terapêuticas. Após uns três meses, comecei a ver alguma melhora, mas sabia que minha condição estava longe de ser resolvida. A dor havia diminuído, mas a raiz do problema não havia desaparecido – e ainda era um mistério.

No início de 2006, voltei para a Austrália para começar a vida que havia sonhado desde o início, no lugar que agora chamo de lar: a Gold Coast. Estava estudando e trabalhando em três empregos diferentes para economizar dinheiro suficiente para obter meu visto de residente permanente e pagar todas as taxas de curso e licenciamento necessárias para atuar como personal trainer. (Já tinha um diploma universitário no Brasil em Ciências do Exercício com especialização em Reabilitação Esportiva.) Ao mesmo tempo, treinava jiu-jítsu brasileiro (JJB) e surfava. Muito! Em resumo, estava sobrecarregando os músculos das costas, e isso estava pressionando minha coluna novamente. Aquela dor aguda estava voltando, e eu estava ficando abatido e irritado, pois sabia que estava relacionada a um problema maior que nunca havia desaparecido totalmente. Então, precisei reduzir novamente todos os meus treinos, mas ainda precisava trabalhar para ganhar dinheiro, sobreviver e alcançar meus objetivos.

Em 2009, obtive um novo cliente – um médico do departamento de emergência que também era amante do JJB. Contei a ele sobre minha prática desse esporte e expliquei por que não estava mais treinando tanto. Também disse que odiava tomar analgésicos para mascarar a dor que sabia que logo voltaria.

"Por que você não faz uma ressonância magnética na coluna?", ele sugeriu.

"Bem, não posso – nenhum médico me solicitará uma", eu disse. "Além disso, elas custam muito dinheiro, que eu não tenho."

"Posso ajudá-lo com um encaminhamento", ele respondeu, "e descobriremos o que está acontecendo com suas costas."

Fui a um hospital público para a ressonância magnética e, quatro dias depois, recebi os resultados. Não pareciam bons. Eu tinha uma condição única que poucos fisioterapeutas, osteopatas e quiropráticos já haviam visto: uma protrusão discal entre as vértebras T5 e T6 no meio das costas, entre as escápulas, e uma ruptura de disco entre as vértebras T6 e T7 que estava sendo comprimida, ficando inflamada. Isso era o que estava causando toda aquela dor. A maioria dos casos é encontrada na área cervical do pescoço ou na parte inferior das costas, raramente na área torácica. O médico levou os resultados a um cirurgião de coluna, que me disse que eu era definitivamente um candidato para cirurgia, mas que também poderia tentar tratar a dor com alguns exercícios especiais. Pensei comigo mesmo, "vou resolver isso com exercícios e uma boa dieta!".

E assim começou minha pesquisa sobre todas as diferentes formas de treinar o corpo. Aprendi quais exercícios poderia usar para tratar a dor e melhorar a função da minha coluna. Acabei aprendendo muito sobre treinamento com peso corporal, movimento e estabilidade do core, e comecei a me especializar nessas áreas com meus clientes. Foi um passo importante, porque também descobri uma riqueza de informações sobre dieta e outros fatores de estilo de vida que são importantes para o bem-estar geral, como a necessidade de um bom descanso e recuperação (curar, recuperar sua força e permitir que seu corpo e sua mente se reiniciem), e os efeitos da meditação e do trabalho respiratório.

A vida seguiu – continuei minha pesquisa, estudando cada vez mais casos, sempre pensando em maneiras de melhorar meu corpo e minha mente, com o objetivo de continuar fazendo aquelas atividades que amava pelo maior tempo possível, sem limitações, além de poder ajudar outras pessoas. Claro, a jornada não ocorreu sem suas frustrações. Houve momentos em que estagnei, quando meu treinamento não estava dando resultados e quando meu corpo não estava melhorando.

Nesse estágio, decidi investigar tratamentos alternativos. Para começar, descobri que meu intestino não estava funcionando como deveria. Não conseguia digerir proteínas corretamente ou absorver seus nutrientes. Além disso, tinha alergia a laticínios e ovos, e não conseguia digerir glúten. Na verdade, descobri uma série de coisas que precisava trabalhar para melhorar minha saúde e fazer meu corpo funcionar como deveria! Sabia que, para alcançar meus objetivos, teria que encontrar a dieta certa – basicamente, precisava me reeducar completamente em relação à alimentação.

Então comecei a passar um tempo com naturopatas. Li todos os tipos de livros sobre medicina funcional, explorei diferentes tipos de dietas, como a dieta metabólica, a dieta do tipo sanguíneo e inúmeras outras. Fiz exames de sangue para ver como a minha química corporal responderia. Fiz um teste de DNA de ancestralidade e um teste hormonal e estudei como poderiam influenciar potencialmente o humor, desequilíbrios químicos, fadiga e outros fatores. Vou compartilhar algumas dessas descobertas mais adiante neste livro, incluindo perguntas que você pode considerar fazer ao seu profissional de saúde.

MINHA AMADA MÃE

Em 2008, os médicos encontraram um pequeno cisto no pulmão da minha mãe. Isso foi um choque, pois ela sempre pareceu tão saudável aos meus olhos e nunca foi fumante ou de beber álcool. Ela era uma linda espanhola que havia escapado da Espanha no início da Segunda Guerra Mundial, com sua mãe e seu irmão. Meu avô já estava no Brasil esperando a chegada deles. O mais louco, ela me contou, foi que eles deveriam viajar para a Argentina, onde as pessoas falavam espanhol, mas meu avô tinha outras ideias e os mandou para São Paulo. Eles ficaram tão confusos porque não conseguiam entender ninguém ao seu redor! Naquela época, as mulheres não podiam trabalhar fora de casa, apenas os homens podiam estudar e ter carreiras significativas. Minha mãe se casou com meu pai quando tinha 25 anos e trabalhou muito em casa durante toda a vida, e mais tarde em uma livraria, vendendo livros, lápis, canetas e uniformes. Além disso, ela cuidava de nós e da casa. (Ela sempre foi minha maior inspiração por seu trabalho árduo e por sua determinação.) Entretanto, em 2008, quando os médicos encontraram aquele pequeno cisto, eu continuava me perguntando: "Como foi possível ela ter câncer de pulmão?".

Olhando para o passado dela, descobri que ela havia contraído a "peste branca" – tuberculose – em 1940. A tuberculose é uma doença bacteriana grave e infecciosa que afeta principalmente os pulmões. O tratamento era muito severo na época, e ela quase morreu. Ela provavelmente carregou algum vestígio da doença por muitos, muitos anos depois. Desenvolveu hipertensão arterial devido ao estresse emocional e começou a tomar uma dose pesada de medicamentos. Sempre uma esposa e mãe dedicada, ela estava dormindo cada vez menos para cuidar da família. Nunca havia muita comida e a água potável era escassa, então era difícil beber a quantidade certa para manter o corpo adequadamente hidratado. Percebi rapidamente que esses fatores em sua vida precoce – agravados por seu estilo de vida mais tarde – aumentaram seu risco de desenvolver câncer.

Ela fez uma cirurgia para remover o cisto no pulmão, mas os médicos encontraram outro pequeno na coluna que não queriam arriscar operar. Um ano depois, aquele pequeno cisto cresceu e começou a pressionar sua coluna, perto do coração. Ela passou por outra cirurgia, que agora era ainda mais arriscada. Ela estava preocupada e com medo, mas, como uma forte senhora espanhola, sobreviveu e se recuperou bem. Dez meses depois, em 2011, aos 77 anos, conseguiu um emprego de gerente em uma loja. Mas logo seu sistema imunológico se deteriorou e o câncer se espalhou.

A essa altura, eu já tinha feito muita pesquisa sobre saúde e corpo humano, e queria saber o que havia acontecido com minha mãe e, mais importante, como poderia ajudá-la.

Ela veio ficar comigo na Austrália por cinco semanas e eu a incentivei a mudar sua dieta, descansar e dormir bem, e caminhar todos os dias por 30 a 45 minutos. Inicialmente, ela ficou apavorada, mas com o tempo passou a gostar. Depois de algumas semanas nessa nova rotina, houve outro problema – ela estava ficando sem sua medicação para pressão arterial.

Ela disse para mim: "O que vou fazer quando acabar? Vou ficar doente. Posso ter um ataque cardíaco". Após cinco dias sem medicação, levei-a a um médico para tranquilizá-la e verificar se estava tudo bem.

Acontece que ela havia perdido cinco quilos em três semanas. Sua pressão arterial estava normal. Seu humor havia melhorado. Ela estava tão feliz e, ao mesmo tempo, não conseguia acreditar. Tragicamente, assim que voltou ao Brasil, voltou às suas antigas rotinas e tudo desmoronou novamente. Sua saúde se deteriorou, o câncer tomou conta, e o médico nos disse que não havia mais nada a fazer. Ela tentou voltar à rotina que havíamos estabelecido na Austrália, mas era tarde demais. Conseguimos segurá-la por mais seis meses.

Minha linda mãe faleceu em janeiro de 2013. Eu não consegui mantê-la viva e fiquei arrasado. Mas esse foi também um momento decisivo para mim – fiquei ainda mais apaixonado por saúde, desempenho e longevidade. E fiquei ainda mais determinado a ajudar as pessoas a se tornarem quem elas queriam ser – a despertar para a vida que realmente deveriam viver.

A BACTÉRIA

É incrível pensar que o que acontece em um nível microscópico pode ter um impacto enorme na nossa saúde e em nosso bem-estar. Tome algo simples como as bactérias, por exemplo.

Em 2015, após uma viagem ao Japão, voltei para casa exausto. Disse a mim mesmo: estou apenas cansado da viagem – muita caminhada, voos, sono ruim, muitas horas de treinamento. Estarei bem em alguns dias. Vou melhorar. Só preciso de um bom descanso, muita água e comida orgânica. Alguns dias depois, comecei a voltar à rotina de treino – pesos, movimento, surfe e cardio. Mas após a primeira sessão, meu corpo ficou muito dolorido – mais do que o normal – e me senti ainda mais fatigado. No dia seguinte, quando me levantei, não consegui comer. Não sentia vontade de surfar ou treinar. Estava me arrastando, o que é muito estranho para mim. Decidi me esforçar para treinar novamente, mas meus níveis de energia caíram ainda mais, e levei vários dias para me recuperar da minha rotina mais básica. Meu cérebro estava confuso, mas sou teimoso, então continuei me esforçando.

Após três semanas no mesmo estado letárgico, estava perdido. Comecei a pensar no que estava faltando na minha vida. Dieta, descanso, suplementos, água, a comida certa... tudo parecia em ordem. Mas obviamente algo não estava certo. Então fui ao médico, fiz alguns exames de sangue, e descobrimos que meu sistema imunológico estava comprometido, meus neutrófilos (um tipo de glóbulo branco) estavam muito baixos, e eu estava com deficiência de proteína. O médico não tinha uma resposta, ele me disse que poderia ser câncer, mas não podia confirmar ou dizer qual tipo era.

Ele me encaminhou para um hematologista especializado em câncer. Antes de me dizer qualquer coisa, o hematologista me passou uma lista de exames abrangentes de sangue e respiração, verificando quase todas as doenças imagináveis (HIV, hepatite A, B, C...), bem como todos os tipos de bactérias nocivas. Duas semanas depois, recebi os resultados. Nem preciso dizer que estava com medo e rezava continuamente. O médico examinou tudo. Para meu alívio, meu sangue estava normal – eu não tinha câncer –, mas eles encontraram uma grande quantidade de um tipo de bactéria no meu intestino chamada *Helicobacter pylori*. E muitas não são boas. Normalmente, você contrai *H. pylori* de alimentos, água ou utensílios contaminados. É mais comum em países ou comunidades onde não há água potável ou um bom sistema de esgoto. Você também pode pegá-las através do contato com a saliva ou outros fluidos corporais de pessoas infectadas. Minha parceira precisou fazer alguns testes para verificar se ela também tinha essa bactéria. Descobrimos que ela tinha, mas não na mesma quantidade e grau que eu.

A infecção estava contribuindo para minha fadiga, alterando significativamente minha capacidade de extrair nutrientes dos alimentos. Se eu não tratasse a infecção causada pelas bactérias, elas poderiam causar gastrite – uma inflamação do estômago. A gastrite também pode se tornar úlcera péptica ou câncer de estômago se não for controlada. Felizmente para mim, encontrei a infecção a tempo.

Comecei a pesquisar se poderia me curar de forma natural e visitei três naturopatas diferentes. Levei informações valiosas de cada um, mas todos me disseram a mesma coisa: não seria possível escapar de tomar antibióticos, mas poderia combinar uma dieta específica, suplementos e antibióticos para tentar reduzir a quantidade de *H. pylori* no meu sistema. O interessante é que minha parceira teve que tomar os mesmos antibióticos que eu: dois tipos diferentes – e pesados – por duas semanas.

Seguimos as instruções e, após duas semanas, minha parceira melhorou, mas eu continuei na mesma. Nada havia mudado! Os antibióticos não tinham eliminado aquelas bactérias, então tive que fazer mais dois ciclos diferentes de antibióticos, ainda mais fortes que os dois primeiros. Eu ainda estava fraco e cansado, com as bactérias danificando meu intestino. Tudo estava piorando, até meus níveis hormonais. O processo de cura foi longo, e levou sete meses para eu voltar ao normal. O segundo ciclo de antibióticos funcionou, mas eu também tive que restaurar tudo de dentro para fora – meus níveis de vitaminas, minerais, hormônios – usando os suplementos certos, uma dieta rigorosa, meditação, exercícios leves e sauna para ajudar na recuperação. Que experiência! Aprendi muito com minha pesquisa sobre bactérias e parasitas, a camada intestinal, hormônios, depressão, desempenho sanguíneo e o fígado. Mais importante, aprendi como a falta do equilíbrio certo na química do corpo pode arruinar sua vida, mesmo quando você acha que está vivendo da forma mais saudável possível.

MINHA METODOLOGIA

Todos nós experimentamos ciclos bons e ruins ao longo do ano. E esses ciclos se repetem por toda a vida. Eles vão e vêm com tanta regularidade que muitas pessoas não reconhecem ou nem mesmo *sabem* como é esse círculo da vida – essa jornada – em que todos estamos. Apenas pensamos: "Estou apenas envelhecendo – é normal! Tenho que trabalhar mais e ganhar dinheiro – não há tempo para mim! Sou casado e tenho dois filhos e não preciso de nada! Tenho quarenta anos e mereço ter minha barriga grande! Tenho cinquenta anos e fui bem-sucedido – posso beber todos os dias! Eu mereço!".

Ao longo dos anos, ouvi todas as desculpas imagináveis de meus clientes sobre o motivo de não melhorarem sua saúde. Em vez de viver uma vida equilibrada, adotando uma boa dieta, exercícios, técnicas de respiração e meditação, é muito mais fácil tirar o pé do acelerador. Mas nunca devemos parar de aprender. E nunca devemos parar de melhorar. Descobri que o melhor mestre é aquele que sabe tudo, mas não sabe nada; aquele que continua aprendendo com a vida e compartilhando essas experiências com os outros.

Por todas essas razões, decidi iniciar os *workshops* The Art of Longevity (A Arte da Longevidade), para compartilhar o que aprendi e abrir os olhos das pessoas para seu potencial. Complemento os *workshops* com *insights* que meu bom amigo, bicampeão mundial de surfe, Tom Carroll, compartilhou comigo, junto com os benefícios que a meditação regular e as técnicas de respiração podem causar na mente e no corpo. Tem sido um prazer e um privilégio ter Tom nesta jornada.

Para quem não me conhece, meu nome é Rodrigo Berthona Perez, mas todos me chamam de Rod aqui na Austrália. Emigrei do Brasil em 2001 após obter meu diploma universitário em Ciências do Exercício. Estava lutando pelo sonho de viver perto da praia, continuar melhorando meu surfe e treinar pessoas, desde o nível amador até os melhores profissionais. Minha vida sempre foi sobre estabelecer metas para chegar onde quero estar – como atleta, parceiro e pai, e como alguém que quer continuar ultrapassando seus limites até não poder mais. Ainda tenho muito mais a alcançar, mas ter sonhos é como mantenho meu foco no presente, sigo minhas rotinas e continuo fazendo o ajuste fino nos meus métodos.

Ao longo dos anos, ajudei e treinei inúmeros surfistas, de campeões do circuito profissional a jovens promissores e surfistas de fim de semana. Também trabalhei com corredores, caminhantes, ciclistas e artistas marciais – basicamente qualquer pessoa comprometida em melhorar a si mesma, independente de sua disciplina ou interesses. O método Holistica Movement que desenvolvi os ajudou a melhorar a maneira como se movem. Eles se tornaram mais conscientes do próprio corpo, melhoraram sua nutrição e seu treinamento e, em última análise, tornaram-se mais *duráveis* e mais capazes de viver uma vida longa e saudável.

A arte da longevidade é um chamado para despertar, um livro cheio de princípios práticos e fáceis de entender para aplicar em toda a sua vida – o que você come, seus hábitos diários, suas metas de exercícios, suas práticas de meditação e respiração, como você se recupera, suas escolhas de estilo de vida e muito mais.

Uma lista abrangente de referências pode ser consultada no meu site, disponível em: www.holisticph.com.

1.
A IMPORTÂNCIA DE ESTABELECER UMA ROTINA

"Rotina" – que palavra!

Mas não se alarme. Uma rotina simplesmente significa certos passos ou atividades que você segue todos os dias. Uma rotina pode ser a execução mecânica de atos específicos – por exemplo, tarefas domésticas –, mas uma rotina também é a base para aquelas práticas de vida mais significativas e dinâmicas das quais surgem sua felicidade, saúde e vitalidade. Uma rotina é uma ótima maneira de navegar pela floresta desordenada de sua mente e por todas as barreiras que seu corpo coloca à sua frente.

Manter rotinas saudáveis melhorará seu sono, ajudará você a se recuperar de lesões, reduzirá seu risco de ansiedade e depressão, estimulará a dopamina (a "química da felicidade" que o cérebro produz naturalmente), aumentará sua memória e terá um efeito positivo na sua saúde mental. De fato, boas rotinas têm sido comprovadas por terem benefícios psicológicos de longo alcance.

Como você provavelmente já adivinhou, as rotinas, essencialmente, estão centradas na mente, e a prática de boas rotinas aumenta nossa "função cognitiva": ou seja, nossa capacidade de aprender, pensar, raciocinar, lembrar o passado, resolver problemas e tomar decisões. Com boas rotinas, o cérebro começa a processar as coisas mais rapidamente; sua capacidade de atenção se torna mais duradoura; e sua resistência e desempenho atlético se tornam mais robustos.

Nossa função cognitiva compreende seis áreas-chave:

Atenção complexa: é a capacidade de focar várias coisas ao mesmo tempo. Usamos essa faculdade quando escolhemos aquilo em que devemos prestar atenção – e o que ignorar. Ela nos permite manter a atenção e processar nossos pensamentos com rapidez e eficiência.

Função executiva: é a capacidade de priorizar, tomar decisões, responder ao ambiente e alternar tarefas. A função executiva nos permite planejar nossa vida, tomar decisões, ter uma memória de trabalho, responder a *feedbacks* e inibir certos pensamentos e ações enquanto escolhemos outros. Também nos permite ser flexíveis em nosso pensamento.

Aprendizagem e memória: é a capacidade de recordar e registrar informações, como fatos ou eventos, e recuperar essas informações prontamente quando necessário. Um cérebro saudável é capaz de processar e analisar o que as pessoas estão dizendo, seja durante uma reunião de negócios importante ou em uma conversa casual. Permite-nos recordar livremente e sob comando, e relembrar memórias de diferentes pontos de nossa vida.

Linguagem: é simplesmente a capacidade de se comunicar, seja pela escrita ou fala. Para mim, a linguagem sempre foi um pouco desafiadora! Nascido no Brasil, onde a língua principal é o português, com uma mãe que fala espanhol me ensinando sua língua nativa, mudei-me para a Austrália para aprender inglês, construir minha vida e atingir meus sonhos. Tive que praticamente começar do zero, mas abracei o desafio e continuo melhorando a cada dia. A linguagem nos permite navegar pelo mundo nomeando e identificando coisas; enquanto nosso vocabulário permite nos expressarmos e nos envolvermos em relacionamentos significativos com os outros.

Percepção/controle motor: é uma das funções cognitivas mais importantes para o nosso desenvolvimento físico. Trata-se da capacidade de coordenar a contração dos nossos músculos com os impulsos enviados do córtex motor (no cérebro) para suas unidades motoras (nosso corpo e nossos membros). É o processo de iniciar e direcionar uma ação intencional.

1. O córtex motor está localizado em uma parte do cérebro conhecida como córtex cerebral, que envolve o planejamento, o controle e a execução de movimentos voluntários. O córtex cerebral nos diz: "Vamos agir!". E, com sorte, o corpo responde de acordo. Essa ação pode se dar aprendendo um novo esporte ou melhorando o desempenho e passando para o próximo nível em alguma atividade física. Pode ser andar de bicicleta, caminhar todos os dias, surfar pela primeira vez, correr sua trilha favorita, pular para pegar um rebote no basquete, rolar no jiu-jitsu brasileiro ou levantar pesos. Seja qual for a ação, nosso aprendizado motor e controle motor são o resultado de mecanismos sofisticados trabalhando dentro de nós. Manter o controle motor também desempenha um grande papel na reabilitação quando estamos feridos ou sofrendo de problemas de saúde.

2. Mensagens do córtex motor do cérebro permitem nos mover através de uma rede complexa de "caminhos neurais". Levantar um

peso pode parecer simples, mas, para levantá-lo, há uma enorme quantidade de atividade neural acontecendo. Reforçar nossos caminhos neurais e nos mover de forma eficiente e intencional é essencial quando se trata de melhorar o desempenho no longo prazo e para bem-estar geral.

3. Quanto mais você se move e quanto mais seu corpo aprende coisas novas, mais você desenvolve novos caminhos neurais. Experiências desafiadoras o levarão a resolver problemas. Sua mente crescerá junto com seu corpo. Saber mais sobre as conexões entre controle motor e aprendizado motor ajudará você a entender a importância da rotina. Investigaremos isso com mais profundidade mais adiante.

Cognição social: é a capacidade de processar, lembrar e usar as informações de interações sociais e conversas para explicar e prever nosso próprio comportamento e o dos outros. É a parte da nossa mente que controla nossos desejos, inclusive para nos impedir de agir apenas por impulso. Permite-nos expressar empatia, reconhecer sinais sociais, ler expressões faciais e nos motivar.

1. A cognição social governa como nosso cérebro e corpo agem quando estamos conversando com amigos, pais, filhos, colegas, baristas, chefes – qualquer pessoa com quem entramos em contato durante o dia. Comunicamos essas mensagens por nossas expressões e reações. Atribuímos estados mentais a outras pessoas e usamos isso para explicar e prever suas ações.

2. No entanto, às vezes esses sinais sociais podem ser perdidos ou mal interpretados porque estamos cansados, de mau humor, não nos alimentamos corretamente, estamos desidratados, ou talvez porque estamos sofrendo de condições psicológicas mais profundas,

como depressão ou ansiedade. Às vezes as pessoas se retraem porque têm "baixa energia" ou não conseguem pensar em nada para compartilhar com os outros. Essa falta de conexão significativa pode fazê-las sentir que sua vida é monótona, que não querem ser um fardo para os outros, ou que é melhor ficarem sozinhas.

Compreender essas funções cognitivas básicas ajudará você a reconhecer como as rotinas melhoram sua saúde mental e bem-estar. Nosso cérebro precisa ser atualizado o tempo todo com novos *softwares* para manter a máquina funcionando, e atualizar de modo contínuo nossas mentes com *novas* informações nos mantêm entusiasmados.

Deixe-me explicar como se parece uma boa saúde cognitiva.

A Organização Mundial da Saúde define "saúde" como um estado positivo de bem-estar físico, mental e social. São destacados os aspectos positivos da rotina e a prevenção proativa de lesões e doenças através de exercícios físicos, desafios e estímulos mentais, nutrição e treinamento de habilidades sociais. Se estabelecermos rotinas saudáveis – quanto mais cedo, melhor –, melhoramos nossa própria saúde e bem-estar e passamos esses valores para a próxima geração. O objetivo é criar uma felicidade e um gosto pela vida que permaneçam no longo prazo.

SAÚDE COGNITIVA: MANTENDO-SE ÁGIL

Definimos "bem-estar" de diversas maneiras: viver mais, ter boa saúde física, comer bem, manter uma perspectiva mental positiva e uma boa memória, estar intelectualmente engajado e ter uma vida social ativa.

A saúde do cérebro é um ponto de partida, mas o próximo passo é conectar aquelas funções cognitivas já mencionadas com *todo* o nosso ser. A mente e o corpo estão intimamente conectados; eles precisam trabalhar harmoniosamente juntos para que possamos funcionar como um todo. Um corpo em forma nem sempre é indicação de uma pessoa que funciona de maneira ideal. Precisamos abordar todas as peças e garantir que todas estejam funcionando bem juntas.

Estabelecer rotinas positivas faz isso. Para manter-se ágil, precisamos de rotinas em quatro áreas principais. Primeiro, precisamos nos exercitar. Segundo, precisamos comer bem. Terceiro, precisamos fazer meditação simples e exercícios de respiração (mesmo cinco minutos por dia terão um grande efeito). E quarto, precisamos ser ativos na sociedade e em nossa comunidade – ter as pessoas certas ao nosso redor e nos envolver com o mundo exterior enquanto fazemos as atividades que amamos. A vida está em constante mudança: é aceitando e se adaptando a essas mudanças que definimos quem somos. Boas rotinas trazem todos esses quatro elementos juntos, e esse é o alicerce para a longevidade.

A seguir, apresento a minha fórmula em três partes.

Rotina proporciona disciplina

Uma rotina diária saudável que incorpora exercício/movimento, nutrição, meditação e conexão social pode ter um impacto poderoso no bem-estar físico e mental. Isso nos torna mais propensos a manter a rotina. Com o tempo, você desenvolve um código de comportamento; e você se compromete com a rotina que mantém seu cérebro e corpo ágeis.

Disciplina proporciona foco

Uma vez que você se compromete com sua rotina, tem uma compreensão mais clara do mundo e do seu lugar nele. Você pode definir e conhecer seus sonhos e objetivos; você pode *sentir* o que é melhor para sua vida e como ela deve ser. Essa visão clara se torna seu ponto central e ajuda a manter-se com foco.

Foco proporciona determinação

O foco melhora sua determinação. É muito importante persistir diante das dificuldades da vida, reconhecer as armadilhas e fazer as mudanças necessárias para permanecer fiel à sua visão. O foco nos torna destemidos; avançamos com a fé de que nossos objetivos serão alcançados e podemos superar quaisquer obstáculos ao longo do caminho.

A maioria de nós falha nos objetivos porque nossa determinação é fraca no início. Perdemos o foco e a disciplina, e a rotina desmorona sob o estresse. Nos próximos capítulos, veremos maneiras simples e práticas de aplicar minha fórmula à sua vida, sem ser dogmático ou impor restrições onerosas. Você ainda pode viver a vida que deseja, mas com aquele impulso extra – uma vida "amplificada".

Mas, antes de fazermos isso, há algumas perguntas básicas que precisamos nos fazer. Que mudanças você gostaria de ver em sua vida? Melhorias no desempenho esportivo? Melhor mobilidade e flexibilidade? Menos estresse? Mais bom humor? Há alguma lesão que você quer superar? Você quer resolver sua alimentação? Você quer apenas ser mais feliz?

É preciso compromisso e trabalho árduo para melhorar sua vida; não é fácil e há muito o que fazer se você não quiser que seus sonhos passem por você.

No Capítulo 10, examino o caminho do samurai – um compromisso com uma prática diária, mudando e melhorando sua vida por meio da disciplina. Os samurais empregavam um regime de treinamento exaustivo para que pudessem permanecer calmos, compostos e preparados para a batalha. Era uma vida de foco extremo e privação material. Embora o treinamento tradicional e o modo de vida dos samurais sejam radicais demais para o mundo de hoje, seu estado de completo bem-estar físico, mental e social nos fornece dicas valiosas para o nosso próprio caminho para a saúde e o bem-estar ideais.

Se você acalmar sua própria mente e discernir as mentes interiores dos outros, isso pode ser chamado de a principal arte da guerra.

SAMURAI SUZUKI SHOSAN (1579-1655)

Quando você consegue superar sua própria mente, supera inúmeras preocupações, se eleva acima de todas as coisas e é livre. Quando você é superado por sua própria mente, você é sobrecarregado por inúmeras preocupações, subordinado às coisas, incapaz de se elevar. Cuide de sua mente; proteja-a resolutamente. Já que é a mente que confunde a mente, não deixe sua mente ceder à sua mente.

SAMURAI KAIBARA EKKEN (1630-1714)

Felizmente, a maioria de nós não está indo para a guerra, mas todos enfrentamos nossas próprias provações e tribulações – seja no trabalho, em casa ou no campo esportivo. Levantamo-nos todos os dias e nos deparamos com novos desafios; ficamos estressados com a carga que temos de carregar; temos de negociar com todos os tipos de pessoas; temos de cuidar de membros da família – e, além de tudo isso, ainda precisamos estar no comando da própria saúde e nos colocar em primeiro lugar de vez em quando. Desenvolver e manter o interior calmo é vital, e combiná-lo com um forte senso de propósito, disciplina e compromisso é a base de rotinas diárias saudáveis.

É fácil tropeçar e desistir – negligenciando a dieta, furando a academia ou a reabilitação –, especialmente quando somos tirados da nossa rotina pelo trabalho, viagens ou outras responsabilidades. O sucesso na vida é um processo de seleção e eliminação, de escolher entre o que é digno do seu tempo e da sua atenção, e o que o está segurando.

Não precisamos enfrentar todas essas coisas de uma vez. Não há pressa. Podemos descobrir o caminho para a longevidade gradualmente, se continuarmos adquirindo uma pequena quantidade de informações todos os dias, criando novos caminhos neurais e novos hábitos. Então, seja paciente, os resultados virão. Tenha coragem e fé em si mesmo e não desista no primeiro obstáculo.

Uma boa rotina, ironicamente, nos tornará mais criativos e mais imaginativos em nossa abordagem à saúde, e os benefícios serão ainda maiores. Não desanime. Não desista de si mesmo e do processo de transformar sua vida. Faça o seu melhor em tudo o que fizer – pode parecer que você está apenas dando pequenos passos, mas são passos na direção certa.

A menos que busquemos viver uma vida inspirada, não seremos capazes de desfrutar do belo mundo da maneira que achamos mais gratificante – o próximo surfe, caminhada, corrida na trilha, sessão de ioga... qualquer coisa que o mantenha motivado.

O primeiro passo na reeducação do seu corpo é avaliar seu desempenho atual. Com isso quero dizer entender seu estado de saúde atual, aceitar onde você está, admitir alguns dos hábitos menos úteis que você pode ter adquirido e examinar o que precisa mudar. Pergunte a si mesmo: há quanto tempo estou neste estado atual – meses, anos, décadas? Maus hábitos são construídos e reforçados no decorrer de um longo período. Declínios na saúde podem ser imperceptíveis, então, da mesma forma, as melhorias não acontecerão da noite para o dia. A saúde ideal não é uma pílula mágica que você pode tomar. Romper com maus hábitos e construir novos leva tempo, persistência – e rotinas. Você está pronto? O planejamento e o trabalho difícil começam agora!

2.
CRIANDO UMA NOVA ROTINA QUE FUNCIONA PARA VOCÊ

Como discutimos no capítulo anterior, a maneira como você conduz seu dia – consciente e inconscientemente – afeta fundamentalmente seu bem-estar geral. Na verdade, o que você faz *todos os dias* importa muito mais do que o que você faz *ocasionalmente*. Portanto, criar uma rotina completamente nova é o primeiro passo se você deseja transformar sua vida e se tornar mais saudável, mais feliz e mais vigoroso.

Claro, criar essa rotina completamente nova não será fácil – mas *será* recompensador. Muitos de nós lutamos para manter as rotinas que criamos, mesmo que sejam adaptadas às nossas necessidades e particularidades. Felizmente, uma nova rotina não precisa ser complicada ou muito pesada. Ao simplesmente manter hábitos positivos e se concentrar nos seus ganhos no longo prazo, você estará no caminho certo.

Um fator importante a se considerar ao criar uma nova rotina é o ambiente. Garantir que nosso entorno seja propício à produtividade e positividade é essencial. Por "ambiente", estou falando sobre nosso local de trabalho, casa ou qualquer outro lugar onde passamos o tempo cotidianamente. Manter esses espaços bem organizados e sem desordem nos ajudará a manter o foco e a motivação ao longo do dia.

COMO A CONSISTÊNCIA PODE BENEFICIAR SUA SAÚDE E LONGEVIDADE

No mundo acelerado de hoje, é fácil se deixar levar pela correria e agitação. Com tarefas intermináveis para concluir, prazos a cumprir e responsabilidades para cuidar, pode ser desafiador encontrar tempo para as coisas que mais importam, como cuidar da saúde e do bem-estar. É por isso que é vital ter uma rotina gerenciável que você possa controlar.

Os benefícios de uma boa rotina incluem:

Melhor qualidade de sono: nosso corpo se desenvolve com consistência e, ao acordar e dormir no mesmo horário todos os dias, podemos ajudar a regular nossos ritmos circadianos – aqueles processos físicos, mentais e comportamentais que funcionam de acordo com o relógio interno do corpo em diferentes momentos do dia. Nossos ritmos circadianos são especialmente responsivos à luz e ao escuro. Alinhar esses ritmos resulta em uma melhor qualidade e durabilidade do sono, o que terá um impacto profundo na nossa saúde e no nosso bem-estar geral.

Níveis reduzidos de estresse: você simplesmente não pode evitá-lo, o estresse é uma constante em nossa vida, mas implementar uma rotina pode ajudar a reduzir seus efeitos negativos. Quando temos uma rotina, conseguimos ter uma ideia melhor do que esperar do dia, permitindo-nos controlar as coisas que podemos controlar para lidar melhor com quaisquer sentimentos negativos que possam surgir.

Aumento da produtividade: ter uma rotina também pode aumentar a produtividade. Quando temos um cronograma definido, somos mais propensos a manter o foco e a motivação. Ao dividir nosso dia em pequenas tarefas gerenciáveis, evitamos nos sentir sobrecarregados. Estamos mais conscientes do que realizamos e somos encorajados a continuar no caminho das rotinas. Tornamo-nos mais eficientes no trabalho e em casa.

Melhora na saúde física: ao manter uma rotina consistente de exercícios e uma dieta saudável, reduzimos o risco de doenças crônicas como doenças cardíacas, obesidade e diabetes. Além disso, o exercício regular pode melhorar a saúde cardiovascular, fortalecer o sistema imunológico e fazer maravilhas para a saúde mental.

É importante identificar seus objetivos e entender sua rotina atual para criar uma nova. O que é uma vida ideal para você? Que atividades você quer fazer por muito tempo no futuro? O que o impediu no passado? O que aconteceu nos momentos em que você adiou a saúde do futuro por uma satisfação temporária?

Para garantir que sua nova rotina funcione e dure bem no futuro, comece devagar criando metas alcançáveis. A partir daí, certifique-se de se recompensar ao completar suas metas. Criar uma nova rotina pode parecer assustador no início, mas melhorar a longevidade e saúde geral vale o esforço. Lembre-se, o sucesso leva tempo, então seja paciente e tente aproveitar a jornada!

Um dos segredos para criar uma rotina bem-sucedida é manter um cronograma. Você precisa determinar o melhor horário do dia para seus novos hábitos saudáveis e depois colocá-los na agenda. Seja prático e realista. Defina lembretes no telefone ou computador para garantir que você se lembre. Uma agenda organizada ajudará você a manter-se no caminho certo e a tornar sua nova rotina uma parte normal da vida.

Neste capítulo, vou compartilhar uma rotina matinal profícua – começando com bons pensamentos ao acordar, passando por movimentos simples, exercícios de respiração e meditação – bem como uma rotina noturna que ajudará você a relaxar e melhorar sua recuperação e higiene do sono. A rotina matinal leva cerca de 30 minutos, enquanto a rotina noturna leva apenas de 10 a 15 minutos.

Lembre-se:

Comece aos poucos: um erro comum que as pessoas cometem ao estabelecer uma nova rotina é tentar fazer muito de uma vez. Por isso, comece com pequenos passos. Começar com metas pequenas e alcançáveis manterá você calmo e energizado. Escolha um hábito que deseja desenvolver, ou mudar, e se concentre nele até que se torne uma segunda natureza. Passe para o próximo desafio assim que você integrar com sucesso esse hábito na sua vida.

Seja consistente: consistência é fundamental ao desenvolver hábitos saudáveis, e "consistência" é uma palavra que você verá repetidamente ao longo deste livro. Estamos comprometidos com um plano específico e uma visão maior. Isso pode significar reservar um horário específico para o exercício, manter alimentos saudáveis à mão quando sentir vontade de comer, ou estabelecer uma rotina de sono regular para alinhar-se com seus ritmos circadianos. Se você quiser se sintonizar com seus ritmos circadianos, diga adeus ao despertador por alguns dias ou uma semana. Eu sei que será difícil – a vida chama! –, mas um pequeno sacrifício permitirá que você observe o horário natural do seu corpo para acordar. Outra maneira de redefinir seu corpo é trocar seu abajur pela luz natural do sol. Abra suas persianas e deixe a luz e os sons do mundo exterior entrarem. Pode ser que não goste, mas acampar por um fim de semana é uma ótima maneira de fazer isso!

Obtenha apoio: fazer mudanças em nossa rotina – especialmente se você está acostumado a fazer as coisas de uma certa maneira, ou se tem muitas responsabilidades de trabalho ou familiares – pode ser difícil. Para aumentar suas chances de sucesso, encontre alguém que possa oferecer apoio – amigos, um treinador ou um membro da família. Peça a essa pessoa que confira como você está, com o objetivo de encorajá-lo e ajudá-lo a manter-se no caminho certo com sua nova rotina.

Celebre suas conquistas: reconheça e celebre suas conquistas ao longo do caminho, não importa quão pequenas possam parecer – apreciar o canto dos pássaros durante uma caminhada ao nascer do sol, ficar mais dez minutos na água e pegar mais uma onda, perder alguns quilos após um longo platô. O reforço positivo pode servir de motivação para continuar progredindo e manter-se na nova rotina. Celebre as pequenas vitórias com um petisco saudável, uma atividade relaxante ou simplesmente algumas palavras de autoafirmação.

Seja flexível: lembre-se de que criar uma nova rotina não é um processo rígido. Esteja ciente de que você pode precisar ajustar sua rotina conforme avança, com base no que funciona e no que não funciona. Esteja disposto a fazer mudanças e não se culpe se as coisas não saírem como planejado. A coisa mais importante é continuar avançando e permanecer comprometido com seu objetivo.

As pessoas frequentemente me perguntam qual é o melhor exercício para fortalecer o ombro, o pescoço, o joelho ou para melhorar a força do core. É da natureza humana procurar uma pílula mágica ou uma solução rápida, mas não é assim que funciona. Para alcançar a saúde ideal, há muitas variáveis importantes que precisamos abordar: mobilidade, estabilidade e força do core, estilo de vida, nutrição e saúde intestinal, hidratação e sono. Basicamente, precisamos adotar uma abordagem holística.

Ninguém conhece seu corpo melhor do que você, mas alguns exercícios ou alongamentos não proporcionarão a mudança duradoura que você procura. Será necessária uma rotina completamente nova para melhorar sua saúde e reduzir as barreiras que limitam sua longevidade.

O primeiro passo é restaurar seu movimento e a amplitude de movimento. As rotinas simples e seguras que vou mostrar neste livro o libertarão de restrições, aumentando sua capacidade física e seu fluxo. Vamos abordar:

Uma rotina matinal e noturna: você precisará praticar a rotina matinal pelo menos cinco dias por semana, com dois dias de descanso. Dado o ritmo da vida moderna, pratique a rotina noturna pelo menos quatro dias por semana (de preferência mais), dependendo de seus compromissos.

Para a **rotina matinal**, apresentaremos exercícios neuromusculares, variações de mobilidade corporal, ativação do core, alinhamento e descompressão da coluna, alongamentos, estabilidade e exercícios respiratórios para aumentar o fluxo sanguíneo, permitindo que seu corpo esteja desperto para enfrentar as demandas do dia.

Para a **rotina noturna**, usaremos um rolo de massagem (*foam roller*) para aplicar trabalho suave nos tecidos do seu corpo e exercícios respiratórios simples para ajudá-lo a dormir.

O RITUAL DA ROTINA MATINAL

Uma boa rotina matinal é essencial para a saúde geral e a longevidade. Pesquisas mostram que pessoas que mantêm hábitos saudáveis e consistentes vivem vidas mais longas e saudáveis. Você já deve ter ouvido o ditado: *"Early to bed and early to rise makes a person healthy, wealthy and wise."* ["Deitar-se cedo e levantar-se cedo torna a pessoa saudável, próspera e sábia."]. Embora seja discutível se acordar cedo pode aumentar seu saldo bancário ou lhe dar *insights* profundos, estabelecer uma boa rotina matinal nos ajudará a alcançar nosso principal objetivo: saúde geral e longevidade.

Rotinas diárias podem incluir acordar cedo, beber bastante água, alongar-se ou fazer exercícios leves, meditar, escrever em um diário para gravar os pensamentos e estimular nossa imaginação e tomar um café da manhã saudável. Fazer essas atividades todos os dias melhorará a saúde mental e física e aumentará os níveis de energia ao longo do dia. Somos mais produtivos quando começamos o dia cedo. Uma rotina matinal ajuda a colocar o foco na conclusão de tarefas e a manter-se organizado, além de reduzir os níveis de estresse e melhorar o humor de modo geral.

Para começar seu ritual de rotina matinal, é essencial primeiro descobrir o que funciona melhor para você – nem todos se entusiasmam com um surfe ao nascer do sol, ir à academia ou correr em uma trilha! Certifique-se de que cada atividade seja adaptada para atender às suas necessidades específicas.

Por exemplo, se você achar a meditação útil, certifique-se de encontrar o tipo certo de meditação. A ioga é uma das metodologias mais antigas do mundo, combinando prática e disciplina corporal. Dois conceitos importantes que podemos extrair da ioga são *abhyasa* e *vairagya*.

Abhyasa é uma das palavras fundamentais no hinduísmo e na ioga. Vem da palavra sânscrita que significa "prática". Ao nos entregarmos a uma disciplina diária de alongamento e movimento, nossa mente ficará mais tranquila e alcançaremos harmonia interior.

Há três elementos essenciais para a ioga *abhyasa*: praticar sem interrupção, praticar por longos períodos de tempo e permanecer comprometido com a prática mesmo quando as coisas ficarem difíceis. Os resultados são cumulativos; quanto mais você pratica, mais viciante se torna e melhores são os resultados.

O outro conceito importante da ioga é *vairagya*, palavra que em sânscrito significa "desapego" ou "despaixão". Quando passamos pela rotina matinal, o desapego permite nos libertar das demandas do mundo e daquelas coisas que disputam nossa atenção, nos prendendo na "corrida dos ratos" pelo sucesso, pela aprovação e conforto.

Do *abhyasa*, levamos a importância do esforço, da força de vontade e da prática regular. Do *vairagya*, permitimos-nos desapegar do mundo, aceitar quem somos e esquecer as demandas da nossa vida (mesmo que apenas temporariamente).

Introduzir esses dois conceitos na nossa prática diária nos dará o equilíbrio entre esforço e facilidade, e entre disciplina e liberdade. A ioga evoluiu ao longo de 5 000 anos e é uma das minhas filosofias favoritas para construir saúde e equilíbrio na vida.

Se você pratica sua rotina apenas uma vez por semana, uma vez a cada quinzena ou uma vez por mês, será impossível melhorar sua saúde e seu bem-estar. Você considera uma disciplina para sua higiene pessoal? Você toma banho uma vez por semana, uma vez a cada quinzena ou uma vez por mês? Provavelmente não. A maioria de nós toma banho diariamente. Isso nos ajuda a sentir renovados. A rotina matinal significará a mesma coisa para você:

uma maneira essencial de renovar seu corpo e mente e sentir-se energizado para o dia.

Você não precisa alcançar padrões sobre-humanos em sua rotina. Estamos apenas tentando voltar a um nível básico de funcionalidade corporal e de boa saúde mental. No curto prazo, o objetivo é sempre tentar se mover e recuperar uma ideia de funcionamento "normal". Preste atenção a seu corpo, onde ele se sente lento, ou onde você se sente tenso, restrito ou comprometido. Confie no processo. Não se apresse; tudo acontecerá no momento certo com prática e persistência.

Se você experimentar grandes melhorias na sua amplitude de movimento e níveis de energia em apenas uma semana, isso não significa que você é uma nova pessoa. Estudos sugerem que pode levar até *dois anos* praticando uma nova rotina para promover mudanças significativas e duradouras na fáscia (a fina camada de tecido conjuntivo que envolve e mantém todos os órgãos, vasos sanguíneos, ossos, fibras nervosas e músculos no lugar), bem como uma conexão duradoura mente-corpo. Você não pode simplesmente fazer sua nova rotina por algumas semanas e depois desistir ou se distrair com sua vida "antiga". Deve ser um compromisso diário sustentado por um longo período.

A principal motivação para criar uma boa rotina diária é lidar com as restrições que surgem no cotidiano (trabalho, criação de filhos, cuidado com os pais etc.). Cultivar uma rotina diária não significa apenas liberar um pouco da tensão nas costas; é redefinir nosso eu por inteiro. Muitas pessoas passaram tanto tempo em padrões disfuncionais e posições insustentáveis que seus músculos já não permitem que se movimentem livremente. Elas não conseguem mais surfar, pedalar, correr, jogar tênis ou fazer uma longa caminhada. Mas se trabalharmos para restaurar a função plena dos tecidos, articulações e sistema nervoso, estaremos em melhor forma para aumentar a longevidade, mover-nos com eficiência e aplicar nosso condicionamento sem comprometer a mecânica do corpo.

Você acorda de manhã sentindo-se tenso, talvez com dor na parte inferior das costas ou com a mente enevoada? Esses sentimentos podem desacelerar seu dia e tornar tarefas básicas mais difíceis e estressantes de completar. Talvez no dia anterior você não tenha bebido água o suficiente ou tenha tido uma reunião ou apresentação de alto estresse. Talvez você tenha tido um jantar pouco saudável ou bebido demais em um evento social. Esses fatores podem resultar em níveis elevados de cortisol (um hormônio esteroide que seu corpo libera quando está estressado), sono ruim e aquela sensação de lentidão pela manhã. Pense em todas as dores de cabeça com as quais você acordou como resultado de sono ruim, má hidratação ou uma dieta inadequada (ou muito álcool!). Estabelecer uma rotina matinal saudável à qual você adere – mesmo após aquela grande noite fora ou aquele dia estressante no trabalho – é vital. Sem desculpas!

Comprometer-se com uma rotina no longo prazo mudará muitas coisas em seu corpo: o crescimento saudável das células, a melhora na dor em articulações e o aprimoramento das habilidades motoras e do controle corporal. Você não apenas retomará a amplitude de movimento que perdeu quando era mais jovem, como também reeducará seu corpo sobre o que você é capaz de fazer. A partir dessa base, você poderá construir novos objetivos.

A rotina também ativará seu sistema nervoso simpático, que ajuda a responder a demandas físicas e psicológicas aumentadas. Essa é a parte de nós mesmos que acessamos quando nos preparamos para subir em uma prancha e remar para o mar, enfrentar uma reunião complicada no trabalho ou algum desafio inesperado. O objetivo é estar aquecido e pronto para enfrentar os desafios físicos e mentais do dia. Você definitivamente não precisa de muito equipamento – nenhuma assinatura cara de academia é necessária. Um tapete de ioga e o peso corporal são mais que suficientes.

Você pode usar um rolo de massagem barato e uma bola de massagem à noite ou após a sua sessão de treino; eles trabalham no sistema nervoso parassimpático, o oposto do sistema nervoso simpático, que nos permite desacelerar no final do dia – descansar, relaxar o corpo, acalmar os músculos e conservar energia para a rotina noturna. Engajar o sistema nervoso parassimpático lhe dará a mesma sensação que você tem após uma massagem.

Como mencionado anteriormente, o que fazemos *todos os dias* é mais importante do que o que fazemos *ocasionalmente*. Considere uma rotina como escovar os dentes. Com que frequência você escova os dentes? Você não faz isso uma vez por semana. E definitivamente não faz isso apenas uma vez por mês. Se você não escovar os dentes de manhã e à noite (e talvez durante o dia), é provável que desenvolva doenças nas gengivas e cáries. Seus amigos e colegas de trabalho não vão apreciar, e a conta do dentista vai aumentar! A rotina matinal funciona de maneira semelhante. Dedicando cerca de 30 minutos por dia, pelo menos cinco dias por semana, para melhorar nossa mobilidade, reabilitar músculos doloridos, corrigir movimentos disfuncionais, melhorar a postura e tratar pequenas dores que antecedem lesões, nos tornaremos melhores atletas em geral, surfistas, corredores, golfistas, pais e/ou avós. Lembre-se, o objetivo final é melhorar nossa longevidade e felicidade no longo prazo – estendendo o tempo que temos para fazer as coisas que enriquecem e transformam nossa vida.

Claro, seu objetivo não precisa ser virar um esportista profissional; trata-se de voltar ao nível básico de condicionamento físico necessário para o funcionamento adequado, e construir a partir daí. Então, ouça seu corpo e deixe-o fluir. Não fique no caminho dele e mantenha-se no caminho do objetivo. Continue até que os movimentos se tornem mais fáceis e você comece a ver resultados incrementais. A partir daí, passaremos para o próximo nível.

A IMPORTÂNCIA DO FOCO NA ROTINA

À medida que envelhecemos, começamos a perceber a importância de nos mantermos saudáveis e em forma. A longevidade se torna uma prioridade; queremos garantir aproveitar nossa vida e o tempo que temos ao máximo. No entanto, manter o foco em nossos objetivos de saúde pode ser difícil quando há tantas distrações. Mas a verdade inegável é que manter o foco é crucial para melhorar a longevidade e a saúde geral. Ter um foco claro nos ajuda a gerenciar melhor nosso tempo e recursos. Podemos identificar mais facilmente as tarefas mais importantes e nos planejar de acordo com isso. Paradoxalmente, ao focar no momento presente através do movimento e da atenção plena, chegamos mais perto de nossos objetivos mais elevados e finais. Atingimos nosso potencial ao olhar para dentro e viver no agora.

O foco nos dá direção na vida e nos incentiva a viver cada momento com intenção. Quando reservamos um tempo para focar no que é significativo e valioso, colhemos as recompensas de uma vida vivida com propósito.

Estabelecer uma rotina que incorpore o foco determina as bases para a busca de qualquer empreendimento. Sem ação focada, o esgotamento – tentar fazer muito de uma vez ou nos forçar a um ritmo não real – pode rapidamente se apoderar e prejudicar o progresso, e até nos atrasar meses ou anos. Uma abordagem focada ajuda a identificar problemas potenciais, permitindo uma estratégia *proativa* em vez de *reativa* ao enfrentar desafios. Esse plano deve ser continuamente atualizado com as lições aprendidas e as ações que funcionaram para que os objetivos possam ser mantidos no caminho certo. Mantenha um diário ou uma agenda e escreva tudo; mapeie seu progresso; depois registre e celebre suas conquistas. Reflita sobre seus contratempos e por que eles podem ter acontecido. Observe enquanto sua história se escreve.

Ter foco é essencial para o sucesso em qualquer empreendimento, e uma rotina pode ajudar a fornecer a estrutura necessária para manter esse foco. Além disso, ferramentas como visualização e afirmações positivas podem aumentar o foco. Visualizar exatamente o que você está buscando pode ajudar a manter a motivação alta e trazer uma melhor perspectiva ao lidar com obstáculos. Afirmações positivas, como falar positivamente sobre si mesmo e suas capacidades – ou ler livros de autoajuda ou de pessoas inspiradoras no caminho do bem-estar – também podem atuar como um motivador poderoso.

Reservar tempo para o autocuidado é outra maneira de manter o foco em seus objetivos; o autocuidado proporciona uma pausa muito necessária da correria do dia a dia. Dedicar alguns minutos a si mesmo pode ajudá-lo a recarregar as energias e permitir que você execute tarefas com vigor e entusiasmo renovados. Existem atividades que estão desperdiçando seu tempo ou não trazendo benefício algum? Identificá-las e tomar medidas para eliminá-las, ou reduzir seu impacto, ajudará a liberar mais tempo para você se concentrar em seus objetivos. Dê um passo atrás de vez em quando para avaliar seu progresso e fazer os ajustes necessários na rotina. Fazer isso ajudará a garantir que seus objetivos permaneçam em vista e que você permaneça focado no que mais importa. Em resumo, manter o foco:

- Aumenta a concentração.
- Reduz os níveis de estresse.
- Aumenta a produtividade.
- Melhora a memória e as habilidades cognitivas.
- Permite uma melhor tomada de decisão.

A DISCIPLINA PROPORCIONA UMA DIREÇÃO

Gostemos ou não, a disciplina é parte integral da vida, fornecendo estrutura e direção. Exercitar-se regularmente, comer refeições nutritivas e ter sono suficiente são apenas algumas ações disciplinadas que afetam positivamente sua saúde e bem-estar.

Vivemos em um mundo que glorifica a gratificação instantânea e a espontaneidade. No entanto, a verdade é que a maioria das pessoas bem-sucedidas (independente de como definimos "sucesso") é altamente disciplinada em seus hábitos e rotinas diárias. Elas se exercitam regularmente, se alimentam bem e reservam tempo para si mesmas. Elas têm o desejo de aprender e se desenvolver, mantêm-se no caminho certo com seus objetivos e reconhecem, registram e celebram seu progresso.

Aprender a gerenciar o tempo de forma eficaz é vital para manter a disciplina; isso permite priorizar tarefas enquanto ainda há espaço para relaxamento e diversão. O equilíbrio é fundamental para o sucesso no longo prazo. Estabelecer uma rotina e aprender a gerenciar o estresse ajudará a manter a saúde física e mental enquanto trabalhamos em direção aos nossos objetivos. Além disso, reservar tempo para o relaxamento e a reflexão reduzirá os níveis de estresse enquanto você permanece focado na tarefa em questão.

Lembre-se de dar um passo de cada vez – e que você tem todo o poder dentro de você para alcançar aquilo que determina em sua mente!

A IMPORTÂNCIA DA DIREÇÃO PARA ALCANÇAR SEUS OBJETIVOS

Muitas pessoas se esforçam para alcançar seus objetivos de vida, seja na carreira, no condicionamento físico, nos relacionamentos ou no crescimento pessoal. No entanto, nem todos conseguem, não importa o quanto se esforcem. Uma das principais razões para isso é a falta de uma *direção* clara. Sem direção, elas se veem vagando sem rumo, e seus objetivos se tornam pouco mais do que sonhos distantes. Vamos considerar a rotina e como manter a direção:

Mantenha um propósito bem definido: se você quer alcançar seus objetivos, é essencial ter um propósito bem definido, que só virá do foco e da direção que você der a ele. Ao formar esse propósito e direção, não estabeleça metas pelas quais você não seja apaixonado. A motivação é um recurso finito, então use-a na direção certa.

A trajetória de sua motivação é para cima: quando você tem um senso claro de direção, verá nitidamente seu progresso e se manterá motivado. Claro, haverá contratempos, momentos em que você se sentirá perdido, confuso e incerto. Mas se mantenha no caminho certo e atravesse os momentos de estagnação e platôs, mesmo quando as coisas ficarem difíceis.

Controle o que você pode controlar: ter direção nos ajuda a sentir que temos controle da vida. Quando você sabe para onde está indo, toma decisões melhores. Quando você não tem direção, é fácil se sentir à mercê do mundo e dos ventos do acaso. Um forte senso de direção lhe dá o poder de criar seu destino e determinar seu futuro.

Aumente sua autoconfiança: a direção constrói sua autoconfiança. Cada pequena vitória aumenta sua confiança, e você se sentirá mais próximo de seus objetivos a cada dia. A autoconfiança torna você mais propenso a assumir os riscos necessários para ter sucesso e lhe dá a força de vontade para buscar novas oportunidades que talvez não tivesse considerado antes.

Seja o autor da sua própria história: manter sua nova rotina pode mudar suas crenças sobre si mesmo. Quando você coloca consistentemente o esforço, mantendo o foco e a direção, estará no caminho certo para resolver aqueles problemas no corpo e na mente que inevitavelmente surgem à medida que envelhecemos. Meus clientes frequentemente me perguntam: "Eu sei que uma rotina é essencial, mas por que nunca consigo encontrar tempo para ela?". Cada objetivo que você define deve contrariar a pequena voz dentro de você que está trabalhando contra ele. É da natureza humana. *Por que ter todo esse esforço quando você provavelmente irá falhar? Por que desta vez será diferente? Aperte o botão de soneca; você merece uma pausa. O desconforto é o verdadeiro inimigo.* Vamos tornar nossas rotinas simples e alcançáveis e silenciar nosso eu crítico interior!

COMECE CADA DIA COM UMA ROTINA DE DESPERTAR

Em primeiro lugar:

Comece com um grande sorriso: um grande sorriso ajudará seu corpo a liberar serotonina – a "substância química da felicidade" que ajuda a reduzir o estresse. Uma explosão de serotonina aguçará sua mentalidade para o dia que está por vir. Mesmo se o seu humor ao acordar for sombrio, sorrir define o tom, então essa é a primeira coisa a ser feita ao acordar. Você gerará uma bela energia antes mesmo de sair da cama, e os outros perceberão também.

Raspe sua língua: sinto muito dizer isso, mas sua boca é um foco de bactérias, células mortas e alimentos não digeridos! Raspar a língua pela manhã, com qualquer coisa, desde um raspador comercial até uma escova de dentes, melhorará sua higiene oral geral, odor do hálito, paladar e digestão.

Hidrate-se: beber um copo de água ao acordar (300 a 500 ml) é muito melhor do que começar o dia com uma xícara de café. Seu primeiro café deve vir de uma a duas horas após acordar.

Hidrate-se mais: beba um segundo copo de água (300 ml) com o suco de meio limão ou lima. A água pode estar morna.

Meditação: pratique de 5 a 20 minutos de exercícios de respiração e meditação (veja os capítulos 5 e 6).

Rotina de exercícios matinais: veja as páginas 53-66 para uma rotina de exercícios recomendada para começar o seu dia, focando em mobilidade, amplitude de movimento e ativação dos músculos.

Leia: passe de 10 a 25 minutos lendo algo positivo ou mentalmente estimulante. Ativar sua mente dessa maneira aguçará sua atenção e o motivará a resolver ou negociar os problemas que inevitavelmente surgirão durante o dia.

Assim como a serotonina é liberada pela manhã para estabilizar seu humor, a rotina anterior liberará dopamina, o hormônio do "bem-estar", que melhora suas sensações com uma boa disposição e o motiva a retornar a essas atividades que elevam seu humor. A dopamina também ajuda a aumentar a imunidade. Melhorar a liberação desses "químicos naturais" pelo corpo dará o melhor começo para o seu dia e é um ingrediente essencial na arte da longevidade.

É simples de fazer. Agora, vamos construir essa nova energia para a vida com algumas estratégias e exercícios práticos. Para saber mais sobre os exercícios da rotina matinal e noturna, incluindo vídeos instrutivos, visite meu canal no YouTube, Holistic Pro Health Performance [Desempenho Holístico de Saúde Profissional].

ROTINA MATINAL

Costumo incorporar a respiração alternada pelas narinas na minha rotina matinal. Veja a página 66 para uma descrição desta técnica.

ROTAÇÃO DO PESCOÇO:

Sente-se em uma posição ajoelhado ❶. 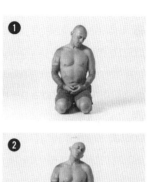 Se você achar isso difícil, sente-se de pernas cruzadas. Relaxe os braços, coloque as mãos no colo ou nas coxas e feche os olhos ❷. 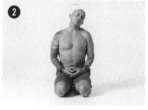 Incline a cabeça para a frente e gire-a lentamente no sentido horário ❸ ❹. 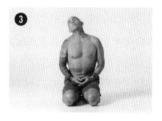 Respire lentamente a cada rotação, inspirando e expirando em um padrão regular. Quando completar dez rotações, faça o mesmo exercício no sentido anti-horário.

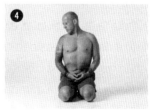

ROTAÇÃO TORÁCICA:

Na mesma posição ajoelhada ou sentada, coloque a mão esquerda em cima do ombro direito e a mão direita no ombro esquerdo, para que seus braços fiquem cruzados sobre o peito ❶. Incline a cabeça para a frente, com o queixo no peito. Aperte-se em um abraço firme e gire lentamente no sentido horário a partir da cintura ❷. Inspire e expire pelo meio das costas (a área torácica). Complete cinco rotações em cada direção.

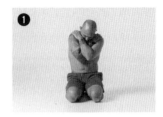
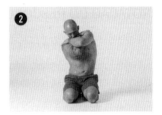

FLEXÃO ESCAPULAR:

A partir de uma posição de quatro apoios (posição de engatinhar), certifique-se de que suas mãos e seus braços estejam alinhados com seus ombros. Mantenha a coluna reta e alongada (paralela ao chão), isolando a área torácica e ativando as escápulas ❶. Empurre as escápulas em direção ao teto e depois pressione-as em direção ao chão (protração e retração), inspirando quando retrair e expirando quando protrair ❷. Lembre-se de não dobrar os cotovelos durante o movimento e de manter a parte inferior das costas estável ❸. Complete 10 repetições.

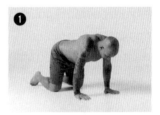
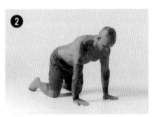
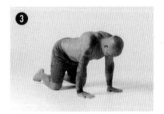

ONDA DA COLUNA:

A partir de uma posição de quatro apoios, caminhe com as mãos um pouco para a frente. Depois, abaixe o quadril direito em direção ao chão, mantendo os braços retos e estendendo as duas pernas atrás ao longo do chão, de modo que os dedos dos pés agora estejam apontados para longe ❶. Traga seus braços e mãos de volta ao alinhamento com seus ombros para retornar à posição vertical ❷. Protraia os ombros e, em seguida, gire-os para a direita ❸. Volte para a posição inicial ❹ e repita os passos em direção à esquerda. Complete 10 repetições, fluindo lentamente através dos movimentos conectados como uma onda. Expire quando estiver estendendo e inspire quando estiver voltando ao ponto neutro.

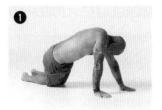

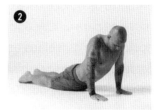

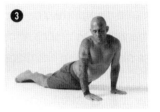

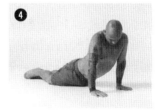

MERGULHO AJOELHADO:

Posicione o corpo com os quadris no chão, as pernas formando um losango atrás de você, costas arqueadas e braços levemente dobrados ❶. Lentamente, empurre os braços para cima para mova-se para a posição de quatro apoios, com os joelhos bem abertos e os dedos dos pés se tocando. (As mãos vão se mover um pouco para a frente.) ❷ Agora, impulsione a cabeça para a frente e empurre o peito para o chão, mantendo os braços retos. Sua cabeça se moverá além das mãos, empurrando e levantando a parte superior do corpo do chão ❸. Mantenha essa posição por alguns segundos antes de retornar à posição inicial. Inspire quando estiver se movendo para a frente e expire quando estiver se movendo para trás.

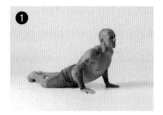
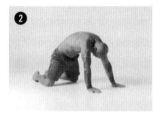
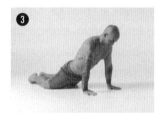

ABRIDOR DE OMBROS:

Na posição de quatro apoios, abra um braço no cotovelo e leve o outro braço por baixo do peito, paralelo ao chão, se estendendo para longe, abrindo o peito ao fazê-lo ❶. Mantenha essa mão no chão, abrindo mais o cotovelo e expandindo mais o peito ❷. Mantenha essa posição por 60-90 segundos, respirando e relaxando na posição. Repita a ação do outro lado.

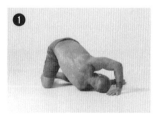
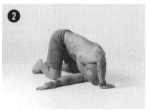

TORÁCICA EM QUATRO APOIOS:

Na posição de quatro apoios, dobre um braço por baixo do peito e toque o cotovelo oposto ❶. O cotovelo dobrado agora deve estar próximo de tocar o chão. Inspire. Ao expirar, traga o braço dobrado de volta e abra-o em direção ao teto, girando pela linha do torácico (meio das costas) ❷. Olhe para cima e inspire antes de rolar de volta para a posição inicial. Complete 10 repetições de cada lado ❸ ❹.

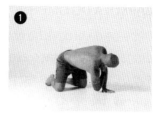

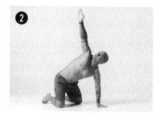

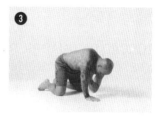

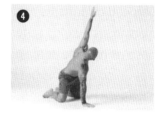

CÁPSULA DO OMBRO:

Deite-se de bruços no chão em posição prona. Dobre o braço esquerdo sob o peito e estenda-o para o lado ❶. Dobre a perna esquerda em um ângulo de 90 graus. Mantenha essa posição por 90 segundos ❷. Repita a posição com o braço e a perna direita. Complete 10 repetições.

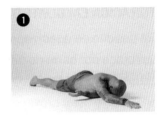

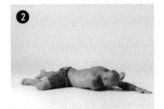

TORÇÃO DE QUADRIL PRONADO (O ESCORPIÃO):

Deite-se de bruços no chão em posição prona com os braços estendidos perpendicularmente ao corpo. Enquanto mantém os quadris de forma mais plana possível no chão, torça uma perna por trás do corpo (como um escorpião), olhando na direção oposta ❶. Pegue seu pé com a mão oposta, segurando-o por 60 segundos enquanto pressiona os quadris para baixo ❷. Certifique-se de inspirar e expirar completamente para melhorar a amplitude da mobilidade. Repita a ação com a outra perna.

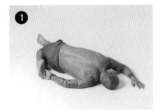

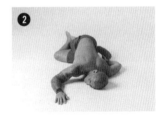

ROLAMENTO DE PANTURRILHA:

Comece na posição de quatro apoios, depois dobre os dedos dos pés, levante os joelhos do chão ❶ e empurre-os para trás para ficar na pose da ioga "cachorro olhando para baixo" ❷. Agora, alterne movendo os calcanhares para cima e para baixo em um movimento de passos, tentando tocar o chão com o calcanhar a cada vez ❸. Você deve sentir um alongamento profundo do tendão de Aquiles e do músculo da panturrilha ❹. Inspire e expire a cada movimento.

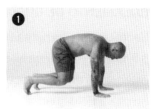
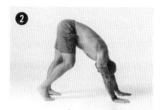
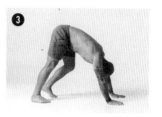
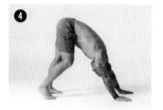

ROLAMENTO DE QUADRIL SENTADO:

Sente-se com as pernas dobradas à frente em forma de N, e os braços estendidos atrás de você, com as palmas no chão. Role quadris e joelhos de um lado para o outro. Quando completar 20 repetições, deixe que os quadris caiam o máximo que puder para a direita e coloque o tornozelo direito em cima do joelho esquerdo, aplicando pressão no quadril ❶. Inspire e expire por 10 segundos, depois troque de lado ❷.

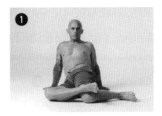
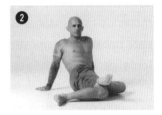

90/90 PARADO:

Sente-se no chão com as pernas na posição 90/90: a perna esquerda dobrada à frente, a perna direita dobrada atrás, quadris voltados para a frente. Coloque a mão direita no tornozelo esquerdo ❶, inspire para abrir o peito e lentamente desça em direção ao chão ❷, afastando a mão para que peito e joelho estejam alinhados. Mantenha essa posição por 90 segundos. Inspire e expire para ajudar a liberar a tensão muscular e se aprofundar na pose. Repita do outro lado ❸.

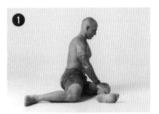
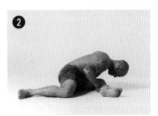
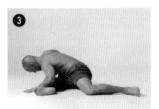

ROLAMENTO 90/90:

Sente-se no chão na posição 90/90 com a postura ereta e inspire ❶. Lentamente, vire na direção da perna que está dobrada para trás ❷, expirando, rolando os dois joelhos até ficar em uma posição sentada, e então dobre os joelhos para o lado oposto ❸. Use as mãos como apoio, se necessário, até se acostumar com o movimento de rolagem pelos quadris. Em seguida, tente rolar sem o apoio das mãos ❹. Inspire na posição inicial e expire quando estiver rolando.

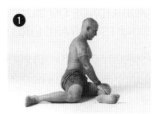
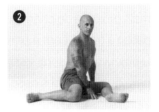
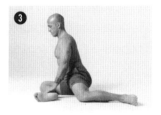
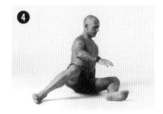

MOBILIDADE DO QUADRIL DO JIU-JÍTSU BRASILEIRO (JJB):

Ajoelhe-se com uma perna dobrada para trás e a outra dobrada à frente, em 90 graus ❶. Desça seu peso para trás e pelos quadris para que o glúteo fique mais próximo do chão ❷, depois dê um passo à frente com a perna de trás ❸. O objetivo é levantar os quadris do chão para que os joelhos desçam em lados alternados ❹ ❺. Se não conseguir a elevação necessária em um movimento, use uma mão como apoio para ajudá-lo. (O objetivo é fazer sem as mãos.)

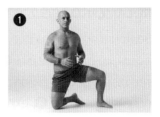

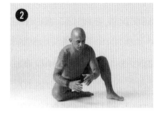

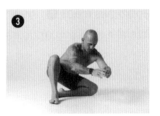

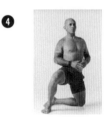

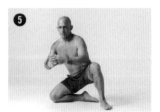

CHUTE CRUZADO SENTADO:

A partir de uma posição sentada com as pernas dobradas à frente, inspire, ative seu core e levante uma perna do chão e estenda-a, expirando ❶. Segure o pé com a mão oposta (ou a panturrilha, se não conseguir alcançar o pé), inspire e estenda a perna lentamente enquanto expira e alonga o tendão ❷. Solte o pé lentamente e retorne à posição inicial. Repita o movimento com a outra perna, alternando os lados por 20 repetições ❸.

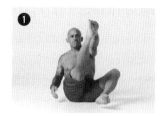
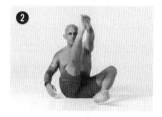
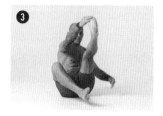

MESA DE OMBROS:

Sente-se com as pernas dobradas à frente e os braços estendidos atrás, com as palmas no chão. Mova os quadris para cima (extensão do quadril) em direção ao teto, ativando os glúteos, enquanto mantém os cotovelos retos e olha para cima ❶. Mantenha essa pose por 10 segundos, depois mova os quadris para baixo e retorne à posição sentada. Inspire enquanto se abaixa para a posição sentada, expire enquanto se levanta. Complete 10 repetições.

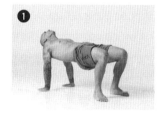

DESCOMPRESSÃO EM PÉ:

Fique em pé (pescoço alongado e ombros para baixo), com os pés formando um V invertido: dedos grandes se tocando, calcanhares afastados e uma leve rotação interna das coxas. Desloque seu peso para trás sobre os calcanhares e destrave os joelhos. Coloque os polegares na base da caixa torácica e os dedos mínimos no topo da pelve ❶. 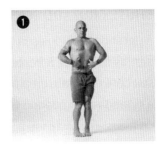 Inspire profundamente, expandindo e levantando a caixa torácica o máximo possível enquanto abre os braços e afasta os dedos ❷. 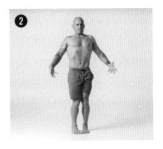 O objetivo é aumentar a distância entre seus polegares e dedos mínimos. À medida que sua respiração se aprofunda, a caixa torácica se expandirá em todas as direções. Levante os braços até a altura do peito ❸ 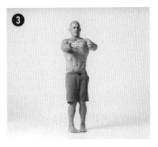 e, com os braços esticados, junte as mãos na frente do corpo. Ao expirar, tente manter a parte superior do tronco no estado expandido ❹. 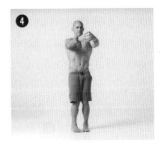 Continue respirando de maneira controlada — inspire por 3-5 segundos, expire por 3-5 segundos. Repita por 10 respirações, tentando expandir o peito cada vez mais. (Crédito do exercício: foundationtraining.)

INSETO MORTO (*DEAD BUG*):

Deite-se de costas e ative o core puxando o umbigo para dentro ❶. 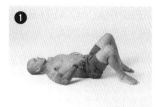 Estenda os braços na linha do peito em direção ao teto e levante os joelhos, dobrando as pernas em um ângulo de 90 graus ❷. 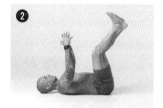 Movendo-se de maneira lenta e controlada, desça uma perna, mantendo o ângulo de 90 graus, enquanto simultaneamente levanta o braço oposto sobre a cabeça ❸. 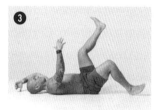 Retorne à posição inicial antes de trocar o movimento para o lado oposto ❹.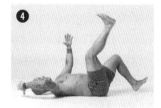

RESPIRAÇÃO ALTERNADA PELAS NARINAS:

Encontre um lugar tranquilo para se sentar, sem distrações. Leve a mão direita ao rosto ❶. 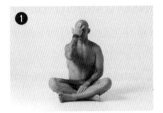 Coloque o polegar na narina direita e pressione para fechá-la. Com a narina coberta, feche os olhos e expire completa e lentamente pela narina esquerda ❷. 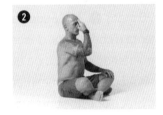 Assim que expirar completamente, libere a narina direita e coloque o dedo anelar na narina esquerda. Inspire profunda e lentamente pelo lado direito. Certifique-se de que sua respiração é suave e contínua. Assim que inspirar completamente, feche a narina direita da mesma forma que no segundo passo e expire pela narina. Quando terminar a expiração pela narina esquerda, comece a inspirar lentamente pela mesma narina. Quando tiver inspirado completamente, feche a narina esquerda e expire lentamente pela narina direita. Repita a técnica por 5-10 minutos ou 10-20 repetições. Você pode fazer a respiração alternada pelas narinas por um período curto ou longo, conforme desejar.

ROTINA NOTURNA

Esses exercícios requerem um rolo de massagem padrão (de espuma). Eles estão amplamente disponíveis na maioria das lojas de artigos esportivos, bem como em sites de compras.

Frequentemente, incorporo a respiração alternada pelas narinas na minha rotina noturna. Veja a página 66 para uma descrição dessa técnica.

ROLAGEM NA BANDA ILIOTIBIAL:

Deitado de lado, coloque um rolo de massagem perpendicular às pernas, entre o joelho e o quadril, no meio da coxa. Role lentamente para cima até o topo do quadril (a crista ilíaca) ❶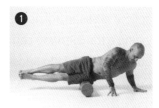
e depois para baixo, aplicando uma leve pressão para baixo durante o movimento, até chegar mais perto do joelho ❷. Repita essa ação, inspirando ao rolar para cima e expirando ao descer. Isso vai massagear a banda iliotibial e o músculo posicionado ao longo da parte externa da coxa (o vasto lateral) ❸, reduzindo a tensão. Complete 10 repetições de cada lado.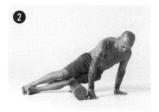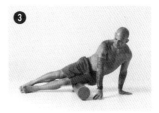

ROLAGEM DO QUADRÍCEPS:

Deitado de bruços na posição de flexão de braços, com o rolo de massagem perpendicular às pernas na parte superior dos quadríceps ❶, role para baixo até logo acima do joelho, aplicando uma leve pressão, e role de volta para cima. Expire ao rolar para baixo e inspire ao subir. Você pode aplicar pressão adicional dobrando um joelho e transferindo seu peso pelos quadris para o lado oposto ❷❸❹. Complete 10 repetições de cada lado.

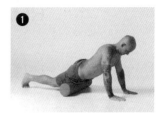
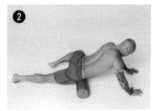
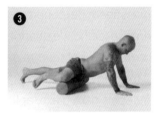
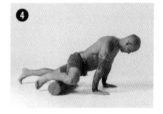

ROLAGEM DO TENSOR DA FÁSCIA LATA (TFL):

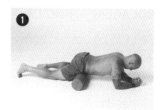

O TFL é um pequeno músculo no topo do quadril, logo acima da banda iliotibial. É o músculo que frequentemente fica tenso ao ficar sentado por longos períodos. Deitado de bruços na posição de prancha, coloque o rolo de massagem perpendicular e abaixo do torso, no topo dos quadris, e incline-se ligeiramente para um lado ❶. Role para cima e para baixo em pequenos movimentos, inspirando ao subir e expirando ao descer. O TFL, sendo uma área pequena, não requer muita pressão para ser eficaz. Complete 10 repetições de cada lado.

ROLAGEM DO GLÚTEO:

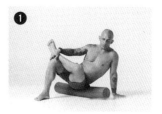

Sente-se em cima do rolo de massagem sobre uma das nádegas, com o pé esquerdo sobre o joelho direito, apoiando-se com uma ou duas mãos no chão atrás do corpo ❶. Role para a frente e para trás alguns centímetros em cada direção para iniciar a liberação da tensão. Os glúteos são músculos fortes, então você pode optar por aplicar pressão extra sentando-se firmemente no rolo ❷. (Se achar isso doloroso, reduza a pressão e mova-se mais lentamente.) Não se esqueça de respirar. Complete 10 repetições de cada lado.

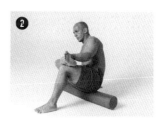

ROLAGEM TORÁCICA:

Deitado de costas, com as pernas dobradas em 45 graus, coloque o rolo de massagem abaixo de você, perpendicular à parte superior das costas (no topo da área torácica). Trave os dedos atrás da cabeça para apoio ❶. Inspire, ative o core e faça um movimento de exercício abdominal com o corpo para a frente ❷ e, com os pés controlando os movimentos, role suavemente para baixo pelas costas enquanto expira, até que o rolo atinja a parte inferior da área torácica, logo abaixo do meio da coluna ❸. Continue esse padrão de respiração enquanto rola para cima e para baixo ao longo dessa área. Complete 10 repetições.

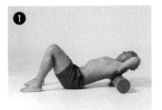

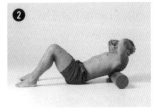

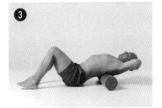

ROLAGEM DA LOMBAR (COM TORÇÃO):

Deitado de costas, levante os quadris e coloque o rolo de massagem embaixo de você, perpendicular à lombar ❶. Permaneça nessa posição sem se mover por 2 minutos, inspirando e expirando lentamente, permitindo que o rolo alivie a pressão da lombar. Em seguida, role lentamente para baixo até o cóccix (o sacro triangular abaixo da lombar). Alternadamente, levante uma perna de cada vez em um movimento cruzado, torcendo no quadril e puxando o joelho pelo corpo com a mão oposta ❷. (A outra mão pode segurar a extremidade do rolo de massagem para apoio.) Olhe na direção da mão de apoio, aprofundando a torção na coluna enquanto expira ❸. Complete 10 repetições de cada lado.

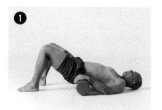
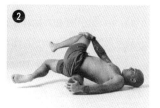
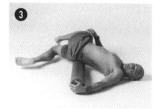

PEITORAIS:

Deite-se com o rolo de massagem à sua esquerda, paralelo ao corpo. Estenda o braço esquerdo sobre o rolo na altura do peito. Vire a cabeça para a direita e, ao mesmo tempo, dobre a perna direita em um ângulo de 90 graus. Coloque a mão direita no chão e levante o cotovelo, pressionando o lado esquerdo do peito ❶. Empurre ligeiramente o braço direito para cima e para baixo em pequenos movimentos para aplicar uma liberação miofascial nos músculos. Fique nessa posição por 3 a 5 minutos e depois mude de lado.

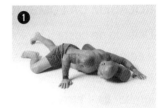

RESPIRAÇÃO DA COLUNA:

Deite-se de costas, com os joelhos dobrados e o rolo de massagem correndo horizontalmente desde o cóccix até a parte de trás da cabeça ❶. Incline a pelve de modo que a coluna esteja plana e conectada ao comprimento do rolo. Relaxe os braços no chão, feche os olhos e inspire e expire pelo nariz. Fique nessa posição por 5 a 20 minutos — e sua rotina noturna está concluída! Agora você está pronto para um sono reparador.

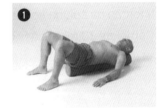

3.
MOVA-SE BEM, MOVA-SE MAIS INTENSAMENTE E MOVA-SE PARA A VIDA!

Agora que estabelecemos a base para algumas rotinas básicas de bem-estar, vamos nos aprofundar e falar sobre "movimento funcional" e fortalecimento – e como eles se relacionam com a longevidade.

Devido a alguns problemas de saúde na infância, comecei meu treinamento físico e pesquisas sobre saúde bem cedo. A natação realmente melhorou minha capacidade pulmonar. Olhando para trás, provavelmente me salvou.

Aprendi cedo – da maneira mais difícil – que o movimento é uma parte absolutamente essencial da vida. O movimento nos permite realizar nossas atividades diárias, seja correndo, levantando pesos, fazendo compras ou simplesmente passeando com o cachorro. À medida que envelhecemos, nossos padrões de movimento mudam. A maioria de nós experimenta dores musculares e nas articulações, além de mobilidade cada vez mais limitada. Podemos nos sentir mal, dizendo coisas como: "Eu não sou a pessoa que costumava ser!" Mas

73

isso não precisa ser assim. Com a mentalidade e a abordagem certas, podemos restaurar movimento e força e voltar ao jogo.

Ser fisicamente ativo traz inúmeros benefícios à saúde, tanto físicos quanto mentais. Mas, infelizmente, à medida que envelhecemos, as pessoas tendem a fazer o oposto: desaceleram e *reduzem* sua atividade física. Isso é compreensível: temos menos tempo, compromissos mais urgentes com o trabalho e a família, e aversão ao risco; ou talvez tenhamos nos afastado de uma comunidade específica de amigos fisicamente ativos. Embora seguir o "caminho de menor resistência" possa parecer uma opção fácil, isso tem efeitos desastrosos na nossa saúde e bem-estar. Portanto, é essencial reacender sua motivação e fazer um esforço consciente para se manter ativo e em movimento, especialmente à medida que envelhece.

Existem três elementos-chave para viver uma vida de movimento que abordaremos neste capítulo:

Mover-se bem significa mover-se de forma segura e eficiente, reduzindo o risco de lesões. Para se mover bem, é fundamental prestar atenção à sua forma e técnica, especialmente ao realizar exercícios na academia, como levantamento de peso, agachamentos, levantamento terra (*deadlifts*) etc. Independentemente do exercício que você faça, é essencial começar com uma sessão de aquecimento para preparar os músculos e o corpo para a atividade física. Assim que você começar a se sentir confortável com os movimentos básicos, pode aumentar gradualmente a intensidade da rotina de exercícios. Lembre-se de que se mover bem e restabelecer sua amplitude de movimento deve incluir a recuperação – descansando adequadamente entre os treinos e se alongando. (Exploro métodos úteis de recuperação no Capítulo 8.)

Fazer exercícios de força é outro aspecto crucial para manter uma vida ativa. Para aumentar a força, é necessário aumentar gradualmente a *resistência* dos exercícios. Isso ajudará a construir e manter a massa muscular, melhorando a força geral e reduzindo o risco de quedas e outras lesões. Exercícios de treinamento de força, como levantamento de peso, são ótimos para aumentar a força, assim como os exercícios clássicos que envolvem o peso do seu próprio corpo, como flexões, barras e pranchas. Como bônus, o treinamento de força também aumenta a densidade óssea e reduz a incidência de osteoporose em adultos mais velhos.

Mover-se para a vida é uma prática que incorpora a atividade física na rotina diária. O objetivo é que isso se torne um hábito para toda a vida. Não se trata de fazer exercícios extenuantes todos os dias, mas de ser *ativo* por pelo menos 30 minutos por dia, seja caminhando, andando de bicicleta, nadando, dançando ou cuidando das plantas. Você pode começar um novo esporte ou atividade, como tênis ou golfe, ou um novo hobby, como caminhadas na natureza ou observação de pássaros. O importante é continuar se movendo *regularmente* e de forma *consistente*.

Lembre-se de que a atividade física não beneficia apenas o corpo; ela também tem um impacto positivo na mente. O exercício regular ajuda a reduzir a ansiedade e a depressão, melhora o humor e a função cognitiva e reduz os níveis de estresse. Ser ativo também pode melhorar seus padrões de sono (seus ritmos circadianos), o que ajudará você a se sentir mais revigorado e energizado ao longo do dia. Seu corpo vai adorar a recompensa de um sono profundo após uma sessão de surfe ou uma corrida na trilha.

Mover-se bem, mover-se com mais intensidade e mover-se para a vida contribuem para uma vida mais saudável e feliz. Se você é novo em exercícios, comece devagar e aumente gradualmente a intensidade das atividades. Levará tempo para ver os resultados, mas, como discutimos no capítulo anterior, a *consistência* é a chave. Fazer algo todos os dias é mais importante do que fazer algo ocasionalmente. E, claro, antes de iniciar qualquer programa de exercícios, consulte seu médico, especialmente se você tiver condições de saúde preexistentes.

Estamos vivendo um momento de crescimento na indústria *fitness*, com cada vez mais pessoas buscando melhorar a saúde, perder peso e frequentar academias. Muitas delas tentam ir com tudo todos os dias. Elas se esforçam para perder uma quantidade predefinida de peso em um curto período, ganhar músculos rapidamente e ficar mais fortes, procurando atalhos. Esse tipo de abordagem não é sustentável. E não ajuda quando há uma legião de influenciadores querendo mostrar o caminho mais rápido para uma nova versão de você, ou produtos que prometem ajudar na sua jornada com uma pílula mágica ou um tônico. Pode ser muito confuso. Ignore isso. Manter o foco no básico é a melhor maneira de alcançar a longevidade.

A maioria das pessoas tem dificuldade em entender como podem melhorar ou mudar seu estilo de vida, ou como dizer não àquelas coisas que prejudicam sua saúde e seus objetivos de vida. Mas há muitas outras que persistem e querem mudar sua vida, melhorar o desempenho e construir longevidade. Mudar nossa mentalidade e nosso corpo leva tempo, prática e a determinação de avançar gradualmente no longo prazo. Precisamos estar abertos a aprender coisas novas e aceitar o processo por trás de uma mudança real.

Aqui está um exemplo realmente simples: esqueça as dietas! É muito melhor educar-se sobre como comer bem, como nutrir seu corpo da maneira certa e como extrair os benefícios de comer alimentos de verdade como a natureza os fornece. Eu sempre digo a meus clientes que a nutrição é tão importante quanto o exercício. Bons hábitos são difíceis de estabelecer e maus hábitos podem ser muito difíceis de quebrar. Mas todos precisamos descobrir o que é melhor para nosso corpo. Esse período inicial de "reeducação" pode levar de 9 a 18 meses. Portanto, seja paciente. (Vamos discutir alimentos e nutrição com mais detalhes no próximo capítulo.)

Como tudo isso afeta o treinamento para melhorar o movimento? Os mesmos princípios estão em jogo. Não entre diretamente em um treinamento de alta intensidade só porque você quer perder peso imediatamente, ou aumentar os exercícios aeróbicos, ou esculpir aquele abdômen de tanquinho que você viu na internet. Os instrutores e modelos têm aquela aparência porque dedicaram tempo – afinal, sua aparência é seu meio de vida. E esqueça as pílulas e os tônicos mágicos. Os suplementos especiais que eles estão promovendo não ajudarão, e alguns podem ser completamente perigosos. Alguns dos métodos de treinamento que eles defendem podem causar danos e problemas no longo prazo. O melhor caminho para a longevidade é construir seu corpo de forma constante, cuidadosa e consistente.

É ótimo ter objetivos ambiciosos – se destacar em esportes, estabelecer um recorde pessoal em uma corrida de longa distância, ou testar seus limites com treinamentos de alta intensidade –, mas primeiro é necessário criar a estrutura certa para o seu corpo, a plataforma física correta sobre a qual alcançar seus objetivos. Caso contrário, você irá se machucar. Recuperar-se de uma lesão pode ser uma estrada longa e dolorosa, e muitas pessoas desistem por causa do estresse e da pressão. Portanto, lembre-se de começar devagar, usando técnicas que funcionem melhor para você, a fim de construir uma base sustentável.

Também não devemos treinar nosso corpo de uma única maneira. Equilibre suas atividades entre alongamento, exercícios de mobilidade, treinamento de força, resistência e rotinas cardiovasculares, exercícios respiratórios e meditação, e esporte. E não se esqueça da recuperação! Após 25 anos treinando todos os tipos de pessoas – desde aquelas com dor na parte inferior das costas, nas articulações, quadris, ombros e joelhos, até atletas profissionais se recuperando de lesões graves; pessoas com diabetes ou lutando contra o peso, até atletas de todos os dias praticando diversos esportes, como jiu-jítsu brasileiro, capoeira, ioga, surfe, futebol, natação, ginástica, golfe, corredores de ultramaratona e muito mais –, uma das coisas mais importantes que aprendi é incorporar uma variedade de atividades *complementares* à rotina diária.

Muitos treinadores e médicos dizem que a aptidão aeróbica é o ingrediente chave para a longevidade. Mas estudos mostram que gerenciar *múltiplas* disciplinas – alta mobilidade, flexibilidade, força muscular, relação potência-peso e coordenação – tem uma influência maior. E claro, a variedade torna a vida mais interessante e mantém sua mente estimulada! No final das contas, seu corpo pode fazer mais do que você pensa, e com a mentalidade e a abordagem corretas, você pode alcançar qualquer objetivo. Então, vamos nos levantar, sair e começar a nos mover.

Neste capítulo, eu explico cada modalidade de treinamento e como adaptar um dos meus programas de 12 semanas às suas necessidades específicas, seja seu objetivo a reabilitação, a atividade recreativa ou os esportes de alto desempenho e competição. Os programas são projetados para serem simples, eficientes e, o melhor de tudo, requerem o mínimo de equipamento!

O QUE É MOBILIDADE?

Mobilidade é a amplitude de movimento nas articulações, músculos e tecidos conectivos. Alguns definem como o controle ativo de uma articulação quando combinado com força e flexibilidade. Uma boa mobilidade expandirá o espaço de trabalho das articulações e contribuirá para mudanças duradouras. Você será capaz de mover seu corpo em uma variedade crescente de posições, até mesmo algumas que você nunca imaginou serem possíveis! Quando você estabelece um nível básico de mobilidade, pode treinar com mais intensidade, recuperar-se mais rapidamente e realizar movimentos repetitivos por longos períodos de tempo sem se colocar em risco de lesões. Você se torna mais durável. Uma melhor amplitude de movimento também se traduz em mais potência, seja remando através de grandes ondas, balançando um taco de golfe ou correndo na areia.

Um dos principais padrões de movimento que deveríamos ser capazes de executar facilmente, em todas as idades, é o agachamento. Mas até que ponto você consegue agachar sem dor? Você consegue manter sua postura durante o movimento? Você é capaz de levantar pesos, sacolas de compras ou uma criança pequena a partir dessa posição? É uma ideia simples, como caminhar livremente sem esforço, mas nos diz muito sobre nossa mobilidade funcional. Não pensamos muito nisso quando somos jovens, mas logo começamos a notar mudanças na mobilidade, no equilíbrio, na coordenação e força. Tarefas simples podem se tornar muito mais difíceis; até mesmo pegar uma caixa do chão ou jogar uma bola com as crianças.

Então, por que queremos uma melhor mobilidade? Bem, existem muitos benefícios:

- Diminuição do risco de lesões (a prioridade).
- Melhora no desempenho (mover-se suavemente em todos os planos).
- Maior eficiência dos movimentos (assumir riscos sem lesões).
- Maior amplitude de movimento articular (ter mais potência em movimento).
- Redução da tensão muscular e liberdade de movimento (ter liberdade de movimento e períodos de recuperação mais rápidos).
- Melhora no fluxo corporal e na consciência corporal (conectar uma gama de movimentos com eficiência e de forma consciente).

A IMPORTÂNCIA DA MOBILIDADE

Ao longo dos anos, trabalhando com pessoas de diferentes tipos físicos, idades e necessidades, geralmente consigo identificar rapidamente de onde vêm os problemas de mobilidade. Restrições, movimentos lentos, pouca consciência corporal, percepção diminuída, falta de engajamento com o sistema nervoso central, rigidez e fadiga nos diferentes padrões de movimento, alta taxa de recorrência de lesões, má postura… e a incapacidade de tocar os dedos dos pés! Hoje em dia, os casos de cirurgias de quadril e joelho estão aumentando, assim como os casos de discos protuberantes resultantes de nossos estilos de vida sedentários, e as cirurgias nas costas estão mais comuns.

Para muitas das pessoas que ajudei, o principal problema era que elas nunca haviam se movido livremente. E nunca se importaram com isso, pois faz parte da vida moderna. Elas não perceberam suas limitações até que esses movimentos básicos se tornaram difíceis demais e começaram a afetar sua vida.

A partir dessas sessões, comecei a oferecer aos meus alunos movimentos suaves com o peso do corpo, focados na mobilidade básica, mas com outros benefícios – como o tratamento de faixas miofasciais (estimulando a fáscia subjacente, músculos e tendões que sustentam as costas e a coluna), aprimoramento da propriocepção (como percebemos nosso corpo no espaço, nosso ambiente, e como nos movemos nele), e trabalho para tornar os tecidos conectivos mais flexíveis. Com esses exercícios de movimento direcionados, pude observar melhorias na postura, alinhamento, movimento e fluidez, agachamentos mais profundos, diminuição da dor na parte inferior das costas e taxas de cura mais rápidas.

É importante entender a relação entre nossas articulações e como elas transferem forças e cargas umas para as outras. Existem quatro principais articulações no corpo: tornozelo, joelho, quadril e ombro. Se uma articulação estiver restrita, ela pode criar problemas para as outras. Por exemplo, se você tem um tornozelo rígido, é muito difícil fazer um agachamento profundo. Um tornozelo rígido pode nos causar muitos problemas com a estabilidade do joelho e gerar dor no joelho. Também pode restringir sua amplitude de movimento do quadril e contribuir para uma má postura e desalinhamento da coluna. Um quadril rígido pode apresentar problemas para as rotações dos ombros (como ao arremessar ou nadar). Também pode causar dor na parte inferior das costas e desativar os músculos glúteos.

O aumento da mobilidade alivia as tensões associadas tanto ao estilo de vida sedentário quanto à tendência de exagerar nos exercícios, antes de criarmos uma base sólida. Embora a mobilidade seja um dos nossos principais focos, devemos sempre lembrar de complementá-la com o treinamento de força. Sim, você pode melhorar sua amplitude de movimento, mas também precisa se fortalecer. O corpo precisa ser móvel o suficiente para permitir que os músculos façam seu trabalho corretamente. Os benefícios mentais? Você se sentirá mais vivo, vibrante, mais aberto a novas experiências, sem pressão ou rigidez para enfrentar. Você se levantará de manhã feliz, com mais energia e melhor fluxo sanguíneo, tendo dado ao corpo a chance de se recuperar adequadamente, e às células a oportunidade de se regenerar durante o sono.

Assim foi como um dos meus clientes descreveu a sensação de ter melhorado sua mobilidade:

> O treinamento de mobilidade aumentou minha atenção plena e a consciência de novos movimentos abertos para mim. Estou vivendo em um novo mundo – é um divisor de águas! Antes eu nunca me movia deste lugar, e mesmo quando tentava, sempre hesitava porque tinha medo de que meu corpo não pudesse se mover dessa forma e eu me machucasse. É muito interessante – antes eu nunca conseguia pensar ou me mover da maneira como consigo agora. É incrível como as coisas podem começar a mudar em apenas duas semanas de prática, e tenho praticado todos os dias no início da manhã. Minha dor na parte inferior das costas se foi, e agora posso mover meus quadris livremente – e isso mesmo tendo feito uma cirurgia!

A ARTICULAÇÃO DO QUADRIL E A MOBILIDADE DO QUADRIL

Os quadris são compostos por ossos fortes, compactos e são a força central do corpo, permitindo que os membros inferiores se movam em três planos diferentes, além de servirem como amortecedores para a parte superior do corpo. A articulação do quadril é projetada para ser mais estável e menos móvel do que as articulações dos ombros, mas, se restritos, os quadris podem causar os maiores danos ao bem-estar geral. Muito sangue flui pela região do quadril, então um quadril rígido pode aumentar o risco de dor nas costas, dor nos joelhos e dor nos tornozelos. Hoje em dia, cada vez mais pessoas fazem cirurgias de quadril, pois se esforçam demais na vida sem nunca ter uma amplitude de movimento adequada nas articulações. Isso coloca muita pressão na parte superior das articulações e causa danos repetitivos e rompimento da cartilagem. Elas chegam a um ponto em que não conseguem se sustentar, lidar com a dor ou funcionar adequadamente.

Você já ouviu falar que, quando envelhece, fraturar o quadril reduz drasticamente sua expectativa de vida? Alguns relatos dizem que cerca de 50% dos pacientes que sofrem uma fratura de quadril morrem dentro de seis meses, e muitos dos que sobrevivem nunca recuperam totalmente sua funcionalidade e modo de vida anterior. Embora isso afete principalmente pessoas com mais de 60 anos de idade, a conscientização sobre o quadril deve começar agora, seja você alguém na casa dos 20, 30, 40 ou 50 anos.

Um médico-pesquisador brasileiro em medicina esportiva e do exercício, Dr. Claudio Gil Araújo, desenvolveu um teste chamado "exercício de sentar e levantar" para prever a mortalidade em pessoas de meia-idade e idosos. Publicado no *European Journal of Preventive Cardiology* em 2012, o teste causou grande alarme para muitas pessoas que não conseguiam se levantar do chão! Ele exige um nível básico de força muscular, coordenação, compostura corporal, equilíbrio e flexibilidade. Um dos objetivos do teste era registrar o número de apoios (como uma mão ou um joelho) necessários e o nível de equilíbrio e esforço exigidos para essas ações. Embora o teste fosse direcionado a pessoas de 51 a 85 anos, é um bom alerta para todos manterem sua flexibilidade ao longo da vida.

O teste é simples:

- Sente-se no chão de pernas cruzadas, como um Buda, e tente se levantar usando o mínimo de apoio possível.
- Você começa o teste com cinco pontos. Um ponto será subtraído para cada apoio que você usar, como uma mão, um antebraço, joelho ou lado da perna. Um ponto é subtraído se você colocar uma mão no joelho para ajudar a se levantar. Outra metade de um ponto será deduzida se o movimento for percebido como esforçado e instável.
- O número de pontos restantes lhe dará uma ideia rápida do grau de que você precisa para melhorar a mobilidade do seu quadril.

QUADRIS LIVRES = FLUXO LIVRE: A HISTÓRIA DE GRAHAM

Estou trabalhando com meu cliente, Graham, de 64 anos, há cerca de seis anos. Ele me procurou após ter passado por uma cirurgia na coluna chamada microdiscectomia, uma cirurgia delicada, realizada sob anestesia geral, para aliviar a pressão na coluna e no sistema nervoso causada por uma hérnia de disco. Graham tinha um histórico de dores nas costas, e no ano anterior à cirurgia desenvolveu uma síndrome do pé caído (uma anormalidade na marcha em que um pé "cai" mais baixo que o outro e a pessoa não consegue levantar os dedos dos pés).

Durante a microdiscectomia, os cirurgiões removeram a parte danificada do disco na coluna de Graham, onde o núcleo macio estava pressionando para fora através do revestimento externo resistente. Quando Graham me visitou após a cirurgia, ele estava caminhando normalmente, mas não tinha muita sensibilidade no pé esquerdo. Seus quadris tinham uma mobilidade terrível, havia muita pressão em seu sacro – a área do lombar inferior, na base da coluna – e ele não conseguia se levantar do chão sem usar as mãos ou sem ajuda. Ele mal tinha pontos restantes após fazer o "exercício de sentar e levantar"!

A reabilitação de Graham seria longa, então começamos com pequenos passos. Apesar de ser um homem forte, ele era capaz de realizar apenas um pequeno número de movimentos – e mesmo esses eram restritos. Eu tive que reeducá-lo completamente sobre como se mover de modo correto. Foi um grande desafio, mas o acompanhamento era de cinco dias por semana e, com o tempo, fizemos progresso.

Graham percebeu a gravidade de sua condição e entendeu que, sozinha, a cirurgia não iria resolvê-la. Começamos com pequenos movimentos no chão: tentando se levantar de maneira eficiente, engatinhando, construindo capacidade e estabilidade lentamente, e depois avançamos para o trabalho de força. Precisávamos "acordar" seu sistema nervoso e dar ao corpo novos estimulos para que ele pudesse se regenerar mais fortemente.

Hoje, Graham é uma máquina. Ele consegue fazer paradas de mão por um minuto e se pendurar em uma barra por algum tempo. Ele consegue fazer agachamentos controlados e levantar 140 quilos no levantamento terra por duas repetições. Ele anda de bicicleta todos os dias e acabou de começar a aprender a surfar. Sua capacidade e amplitude de movimento são impressionantes. Embora tenha levado quatro anos para aceitar completamente e trabalhar com os novos movimentos, ele viu progresso todos os dias e nunca desistiu ou interrompeu sua rotina. Trabalhamos em exercícios de nutrição e mentalidade, e ele alcançou seu peso desejado de 78 quilos (2 quilos a mais do que quando era jovem) – reduzido de seu pico de 94 quilos. Em resumo, Graham recuperou sua vida.

VAMOS ESTABILIZAR (TREINAMENTO DE ESTABILIDADE)

Junto com a mobilidade, nossas articulações também precisam de trabalho de "estabilidade". As articulações são como a fundação de uma casa; se não estiverem estáveis, o corpo desmorona. A falta de estabilidade em uma articulação cria instabilidade em outras. Para funcionarmos melhor, precisamos encontrar o equilíbrio certo. Não podemos trabalhar nossa mobilidade e esquecer da estabilidade. Da mesma forma, não podemos focar excessivamente em força e potência se não tivermos a base correta. Adoro o trabalho de estabilidade porque podemos desafiar o sistema nervoso, enviando sinais para uma grande variedade de músculos, tendões e ligamentos diferentes em todo o corpo, alguns dos quais não estamos acostumados a usar. Precisamos isolá-los intencionalmente.

Quando eu projeto um programa para alguém – seja o objetivo o desempenho atlético, a competição de elite, a reabilitação ou simplesmente uma melhoria no estilo de vida –, a estabilidade é a segunda parte mais importante do regime. Se meus atletas ou clientes não conseguem manter boas posições estáveis, não os deixo passar para exercícios com pesos ou outros exercícios de força. Começamos com exercícios de perna única e braço único para ativar os músculos que nos mantêm em equilíbrio, e trabalhamos para manter a coluna estável e alongada através desses movimentos corretivos. O regime de Graham seguiu essa abordagem, combinando movimento funcional do corpo, mobilidade, reconexão com o fluxo do corpo e estabilidade. É difícil alcançar esse nível de condicionamento físico e é muito fácil perdê-lo, especialmente à medida que envelhecemos.

Existem dois tipos de estabilidade, "ativa" e "passiva":

Estabilidade ativa: é quando a mecânica do corpo responde e se move com base nos sinais enviados pelo cérebro. Nós ordenamos que o corpo faça determinado movimento ou uma ação, e o corpo responde.

Estabilidade passiva: é o *hardware* físico do corpo – os ossos, as cartilagens e os ligamentos – que nos mantêm unidos sem que tenhamos que pensar conscientemente sobre isso.

Embora existam muitos exercícios que visam a estabilidade, aqui estão dois simples para começar. Você encontrará outros mais adiante neste capítulo.

O AGACHAMENTO DE UMA PERNA SÓ E O EQUILÍBRIO EM UMA PERNA (COM OS OLHOS FECHADOS)

Fique em frente a um espelho de corpo inteiro. Levante ou dobre uma perna, tentando manter o equilíbrio. No próximo passo, comece a agachar na perna que está apoiada no chão. À medida que você desce, use os músculos internos da perna para compensar a instabilidade do tornozelo e a fraqueza dos glúteos. Quando for descendo em direção ao agachamento, começará a tremer, e seu joelho pode balançar de um lado para o outro – isso ocorre devido à ativação dos músculos para corrigir a instabilidade.

É parte do processo de fortalecimento. Você não precisa agachar completamente; apenas vá até o limite de sua amplitude de movimento e depois volte suavemente para cima.

Em seguida, e isso pode ser surpreendentemente difícil, tente equilibrar-se em uma perna só. Agora, feche os olhos. Se for difícil manter essa posição por mais de alguns segundos, você tem mais um ponto de instabilidade que precisa ser trabalhado.

EXISTE DIFERENÇA ENTRE ALONGAMENTO E MOBILIDADE?

O corpo humano é composto por muitos sistemas diferentes e complexos, todos interligados, e precisamos que esses sistemas funcionem juntos de maneira holística. A relação entre flexibilidade e mobilidade é um desses sistemas. A flexibilidade é a capacidade de uma articulação, ou série de articulações, de se mover em uma amplitude completa de movimentos. O alongamento isola deliberadamente um músculo ou tendão específico para melhorar nossa amplitude de movimento. Uma boa flexibilidade melhora nossa mobilidade geral, garantindo que nossas articulações se movam dentro de uma amplitude eficaz. (Essa amplitude de movimentos varia dependendo do tipo de articulação.)

Idealmente, queremos nos tornar flexíveis como um gato – dobrando, torcendo, pulando e executando diferentes movimentos com facilidade e fluidez, em vez de rigidez ou desconforto.

TRABALHO DE CORE – SEJAMOS FLEXÍVEIS PARA A VIDA

A musculatura central do corpo é como o núcleo de um átomo – é o centro de nossa energia e poder. É o componente essencial de qualquer movimento e conecta a parte superior e inferior do corpo para um melhor funcionamento.

Muitas pessoas cometem o erro de ir à academia com o único objetivo de ficar musculoso, desenvolver grandes músculos e fazer o máximo de abdominais possíveis para obter aquele abdômen definido que chame a atenção. No entanto, um corpo magro, com musculatura esculpida e abdominais definidos não traduz necessariamente eficiência quando estamos falando de movimentos funcionais, como surfar ou praticar ioga.

Seu core (ou tronco) desempenha um papel dominante em todos os planos anatômicos: "sagital" (o plano que divide o corpo no centro, da cabeça aos pés); "frontal" (o plano que divide o corpo da frente para trás); e "transversal" (o plano que divide o corpo ao meio, na cintura). Ao aplicar qualquer manobra, o sistema nervoso antecipa o movimento e se prepara para dar suporte, usando o core. Se o core não estabilizar e sustentar a coluna, o corpo começará a compensar usando músculos diferentes, muitas vezes aqueles que não estamos acostumados a engajar. Isso leva ao desenvolvimento de desequilíbrios musculares e aumenta o risco de lesões.

Esportes como surfe, jiu-jítsu brasileiro e ginástica envolvem uma ampla gama de movimentos complexos. O corpo deve se mover ao longo desses diferentes planos, em muitas direções, e tirar força do core (ativação, estabilidade, força e potência).

Queixas comuns que você pode experimentar ao se envolver nessas atividades com um core fraco incluem:

- Dor na região lombar.
- Má postura.
- Falta de ar.
- Instabilidade e equilíbrio precários.
- Fraqueza no corpo (ombros, pescoço, quadris etc.).

Os benefícios do treinamento de core incluem:

- Coluna e costas fortes e sustentadas.
- Melhor equilíbrio e estabilidade.
- Melhoria na conexão e fluidez entre movimentos (movimento funcional).
- Menor risco de lesões.
- Postura correta.

No surfe, por exemplo, esses benefícios se manifestam em maior força de remada, estabilidade nos *pop-ups*, giros mais potentes, compostura ao pegar ar e aterrissar, compressão e descompressão durante as curvas, e uma postura estável. No jiu-jítsu brasileiro e na ioga, você consegue manter posturas estáticas por mais tempo e com mais estabilidade, além de fazer melhor a transição entre posturas e movimentos.

Os músculos que compõem seu core são:

O diafragma: o músculo abaixo dos pulmões e do coração que facilita a respiração.

Músculos abdominais transversos (TVA): são os músculos abdominais mais profundos, que envolvem horizontalmente as laterais do tronco e as costas e são essenciais para prevenir dores nas costas.

O músculo multífido: a camada mais interna dos músculos das costas, que percorre a coluna vertebral e é ativada ao dobrar ou estender as costas.

O músculo reto abdominal: o músculo do "tanquinho" localizado entre as costelas e que se estende até o osso púbico. Ele controla o movimento entre as costelas e a pelve.

O assoalho pélvico: o grupo de músculos e ligamentos que sustenta a bexiga, o útero e o intestino.

O músculo eretor da espinha: o grupo de músculos que sustenta e alonga as costas e a coluna.

Músculos oblíquos internos e externos: o grupo de músculos que percorre as laterais, em ambos os lados do músculo reto abdominal.

Eu divido um programa ideal de core em várias fases:

Fase 1: Ativação do core (respiração)

Esta é a base de um bom treino de core e ativa o músculo abdominal na "unidade interna", em particular o diafragma e os músculos TVA. Você sabe como respirar pelo abdômen? No Capítulo 5, discutiremos a respiração diafragmática para melhorar a função do core. Esse padrão respiratório é essencial para o funcionamento humano.

Fase 2: Estabilidade do core (controle motor, capacidade de transferir força)

Esta fase envolve a capacidade de manter o core ativado enquanto controla a posição e o movimento do corpo nas extremidades, sem compensar com movimentos da coluna ou do assoalho pélvico. Manter a coluna neutra durante a atividade preserva a coluna e previne lesões, permitindo que você atinja seu melhor desempenho. Eu enfatizo este ponto ao longo das descrições no Plano de Treinamento de 12 Semanas.

Fase 3: Força do core

Um core mais forte tornará o esporte e a vida cotidiana muito mais fáceis. Um core forte permite que você produza força durante um movimento. A força dos músculos subjacentes do tronco ajuda o corpo a manter uma postura ideal.

Exemplos de exercícios simples de força para o core incluem:

- Inseto morto (*Dead bug*) (veja a página 65).
- Prancha com braços estendidos (veja a página 125).
- Variações de prancha lateral (veja as páginas 129 e 163).
- Chute cruzado sentado (veja a página 63).

(Você pode encontrar mais exemplos e vídeos no meu site e no canal do YouTube – Holistica Movement – ou seguir meu Instagram @holisticprohealth.)

Fase 4: Power core (a fase legal)

A "fase legal" é onde começamos a introduzir os exercícios com peso e treinar força fazendo movimentos semelhantes à atividade que você deseja praticar.

PONTOS-CHAVE PARA UM BOM PROGRAMA DE CORE

- Verifique sua respiração. Veja se você consegue respirar pelo diafragma (expandindo o abdômen).
- Mantenha o core ativado durante o movimento.
- Encontre o nível adequado de exercício ao começar. Não exagere ao ponto de sentir dor ou correr o risco de lesão.
- Faça os exercícios de core no *final* da sessão, para não cansar os músculos estabilizadores da coluna e do assoalho pélvico.
- Lembre-se de que uma boa força do core é fundamental para sustentá-lo em qualquer esporte ou treino.

TREINAMENTO CARDIOVASCULAR

O treinamento cardiovascular diminui a pressão arterial e a frequência cardíaca em repouso, e melhora e aumenta o suprimento de oxigênio nos vasos sanguíneos. Além disso, fortalece os sistemas circulatório e respiratório do corpo, essenciais para construir resistência e fôlego. Exercícios aeróbicos podem incluir corrida, dança, caminhada, ciclismo, boxe, natação – qualquer atividade que aumente a respiração e frequência cardíaca. Não precisa ser excessivamente extenuante, e há muitas maneiras de tornar isso interessante. Então, tente encaixar pelo menos duas horas e meia de exercício aeróbico por semana. Você pode fazer isso em uma longa sessão de treino (não é o ideal) ou dividir em cinco sessões de 30 minutos ou duas sessões de 75 minutos – o que funcionar melhor para você.

Os benefícios do treinamento cardiovascular incluem:

- Aumento do fluxo sanguíneo, diminuindo o risco de derrame.
- Melhora da saúde articular e redução do risco de desenvolver osteoporose e fraturas de quadril.
- Melhora da memória e clareza de pensamento.
- Auxílio na luta contra o declínio cognitivo (como a doença de Alzheimer).
- Ajuda no manejo da artrite.
- Mantém a estabilidade e preserva a amplitude de movimento.

CARDIO INTELIGENTE

Após muitos anos de pesquisa, observação e experimentação de diferentes abordagens para o treinamento cardiovascular, desenvolvi uma maneira "inteligente" e sustentável de manter a forma, baseada na ciência.

Meu treinamento de durabilidade cardiovascular inteligente é dividido em dois tipos.

O primeiro são as sessões de Cardio Longo (CL), que duram de 45 a 90 minutos. Recomendo treinar uma hora na zona 2 (60%-70% de esforço máximo) uma vez por semana – no máximo duas vezes por semana. Lembre-se: o nível de esforço percebido por cada pessoa é diferente! Isso permite que você construa uma base aeróbica, melhore sua resistência, otimize sua forma física e desbloqueie ganhos de desempenho. O treinamento na zona 2 beneficia muito qualquer pessoa, independentemente do nível de atividade ou metas.

O treinamento na zona 2 foca no treinamento de intensidade *moderada*. Manter-se nesta zona significa que o oxigênio é o principal impulsionador da produção de energia. Isso aumenta sua capacidade aeróbica. Se você está interessado em otimizar sua resistência, melhorar sua composição corporal (percentagem de gordura, ossos e músculos), evitar lesões e reduzir os riscos de overtraining, a zona 2 deve ser sua meta.

Exemplos de sessões CL incluem caminhada rápida, ciclismo, remo, natação, corrida de longa distância e caminhadas – atividades nas quais você pode facilmente ajustar seus níveis de esforço para atingir 60%-70% da frequência cardíaca máxima.

A segunda abordagem é o Cardio Curto (CC). Essas sessões duram entre 10 e 15 minutos no total e consistem em *sprints* de 10 a 20 segundos de uma atividade escolhida, com um período de recuperação de dois minutos entre as séries. (Não comece a próxima série até que tenha se recuperado completamente.) O objetivo é fazer de seis a dez repetições durante esse período. Esse tipo de treinamento é considerado zona 4 ou 5, representando 75%-95% da sua frequência cardíaca máxima. Recomendo incluir o treinamento CC pelo menos duas vezes por semana (quatro vezes no máximo). Descobri que é melhor fazer meu treino CC após uma sessão de pesos. Se você vai incorporá-lo ao seu dia, certifique-se de fazer um bom aquecimento e de comer carboidratos pelo menos duas horas antes de treinar.

Esse nível de esforço cruza para o treinamento anaeróbico, significando que seu corpo começa a quebrar a glicose para obter energia *sem* oxigênio. É difícil sustentar esse nível de esforço por longos períodos. O treinamento nesta zona é destinado a melhorar o desempenho atlético, a velocidade e a potência.

Portanto, a zona 4 é para treinamento de capacidade anaeróbica, limitando a quantidade de energia que seu corpo pode produzir anaerobicamente. A zona 5 é a zona-alvo para o treinamento de velocidade de explosão curta.

A longevidade envolve a capacidade de reagir a qualquer coisa que a vida coloque na sua frente.

Exemplos de sessões CC: *sprints* (em plano, areia fofa, subida, escadas), bicicleta no ar (adoro essa), máquina de remo, treinamento Tabata/HIIT (treinamento intervalado de alta intensidade), pular corda, burpees, boxe/sparring em rodadas de dois minutos.

Quando eu era jovem e tinha minhas complicações respiratórias, os exercícios cardiovasculares me ajudaram a ganhar uma vida mais plena. À medida que minha condição melhorava, eu conseguia viver melhor e aproveitar todas as atividades que me empolgavam. Se você ainda não fez isso, é hora de introduzir exercícios cardiovasculares em sua vida. Mas não exagere. Conheço muitas pessoas que passam 30 minutos ou mais por dia fazendo exercícios casuais – alguns fazem de 60 a 90 minutos de cardio todos os dias! Muito cardio pode aumentar os níveis de cortisol no corpo e potencialmente danificar seus tecidos musculares, articulações, capacidade de força e tom de pele. Pode até mesmo levá-lo à fadiga adrenal. Para uma verdadeira longevidade, tudo precisa estar em equilíbrio e sua rotina deve ser sustentável. (Eu discuto a recuperação mais adiante no Capítulo 8.)

Voltando ao meu cliente Graham, ele adora andar de bicicleta e sai de três a cinco dias por semana por 30 a 50 minutos por vez. Em alguns dias, ele se esforça mais, enquanto em outros dias, mantém um ritmo constante com uma frequência cardíaca controlada. Ele mantém um equilíbrio saudável entre estresse e recuperação. Corredores dedicados que correm uma hora por dia devem diversificar seu portfólio de exercícios, adicionando ciclismo, natação, *sprints* de 10 a 15 minutos ou até mesmo 30 minutos de treinamento em circuito na academia. Não é necessário correr longas distâncias todos os dias – distribua isso ao longo da semana.

Como digo a todos os meus clientes, independentemente da atividade que você escolher, apenas movimentar o corpo aumentará sua circulação, melhorará sua clareza mental e ajudará você no caminho para a longevidade. E os resultados se acumulam: cada sessão de treinamento cardiovascular aumentará o suprimento de oxigênio e a capacidade pulmonar, permitindo que você treine mais intensamente e por mais tempo ao longo do tempo. Seus músculos se adaptarão, permitindo que você aumente sua carga de trabalho. Dessa forma, as atividades do dia a dia se tornarão mais fáceis.

Eu costumava ser muito exigente comigo mesmo quando se tratava de treinamento cardiovascular. Colocava muita pressão sobre mim, mas a boa notícia é que todos podemos alcançar um equilíbrio saudável introduzindo diferentes tipos de treinamento para melhorar o condicionamento cardiovascular. Como diz a expressão em inglês: *"variety is the spice of life"* [a variedade é o tempero da vida].

USANDO A RESISTÊNCIA PARA ALCANÇAR DURABILIDADE

A resistência é a capacidade do corpo de permanecer ativo por um longo período, bem como sua capacidade de resistir, suportar, se recuperar e ter imunidade a traumas, ferimentos ou fadiga. A resistência pode envolver exercícios *aeróbicos* (atividades em que o corpo usa oxigênio para criar energia) ou *anaeróbicos* (atividades de alta intensidade em que o corpo começa a queimar glicose sem usar oxigênio). A resistência muitas vezes está associada a eventos extenuantes em que o corpo é levado ao limite, como correr uma maratona, completar uma competição de ironman ou ironwoman, ou seja, um triatlo de longa distância, ou uma expedição ao ar livre. Mas há outras maneiras de desenvolver resistência.

Manter uma atividade por um período prolongado de tempo traz muitos benefícios, incluindo:

- Redução do risco de lesões.
- Músculos e ossos mais saudáveis e fortes.
- Manutenção de um peso corporal saudável.
- Aumento da confiança, autossuficiência e sensação geral de bem-estar.
- Melhora do desempenho e resistência em atividades do dia a dia, como subir e descer escadas, levantar caixas, cortar lenha, brincar com as crianças etc.
- Melhor postura.
- Melhora do desempenho esportivo.
- Menos fadiga no longo prazo.

Mais importante ainda, a resistência é fundamental para a longevidade. Ela nos ajuda a reter força muscular, níveis de energia, motivação e autonomia à medida que envelhecemos.

Um dos exercícios mais simples para melhorar a resistência é engatinhar. Sim, como um bebê, mas sem tocar os joelhos no chão!

Quando projetei minha clínica, incluí tapetes de 15 metros de comprimento, onde oriento todos os meus alunos a fazerem voltas engatinhando. Não importa a idade, se são atletas ou não – todos têm que fazer de duas a três séries engatinhando a extensão do tapete. Posso misturar alguns outros movimentos corporais, mas todos os meus clientes precisam manter essa atividade ao longo da distância. (Se tivermos um aluno iniciante ou um cliente no início da reabilitação, vamos progredir até a engatinhada, melhorando sua resistência, força e estabilidade, mas o objetivo é sempre completar os 15 metros. A partir daí, aumentamos o número de séries.)

É empolgante observar o desenvolvimento das pessoas após a avaliação inicial. Nos 25 anos em que trabalho com clientes, uma das principais coisas que observei é a capacidade do corpo de aumentar sua capacidade ao longo do tempo, permitindo que as pessoas continuem a fazer as coisas que amam, e é isso que a arte da longevidade proporciona. Muitas pessoas caem à medida que envelhecem porque seus corpos e mentes desmoronam quando confrontados com fadiga ou desconforto. Longevidade é fácil de dizer, mas difícil de se comprometer. Portanto, tenha em mente essas diferentes abordagens de treinamento cardiovascular para melhorar sua resistência e poder alcançar seus objetivos.

FORÇA PURA

O treinamento de força é outra área que devemos praticar consistentemente – não necessariamente todos os dias, mas devemos ter como objetivo realizar pelo menos duas a quatro sessões por semana. Sim, é isso mesmo, precisamos levantar pesos (ou realizar exercícios de peso corporal) pelo menos duas vezes por semana! Muitas pessoas passam muito tempo em treinamentos de circuito, cardio, resistência e alongamentos, mas poucas param e desaceleram o corpo para desenvolver os grupos musculares certos, corrigir sua postura, controlar seus movimentos e se fortalecer.

O treinamento de força também tem o efeito colateral de ajudar a gerenciar seu peso e aumentar seu metabolismo, para que você queime calorias de maneira mais eficiente. Ele ajuda a proteger as articulações, desenvolvendo os músculos certos ao redor delas para manter sua base estável e a mecânica do corpo fluida. Também ajuda a manter a densidade óssea após os 50 anos, reter massa muscular e estimular a produção hormonal.

Você pode estar se perguntando como vai encaixar o treinamento de força em sua agenda lotada, mas ao seguir uma rotina diária, o treino logo se tornará uma prioridade que complementa a sua vida, em vez de distrair ou afastá-lo dela.

Dividi os treinos semanais nas páginas seguintes em Rotinas A, B e C, com rotinas de cardio misturadas.

- A Rotina A está relacionada aos tópicos abordados no Capítulo 2 – mobilidade, alongamentos e fluxo de movimento.
- A Rotina B foca no trabalho da parte inferior do corpo, desde o desenvolvimento de capacidade até estabilidade e força.
- A Rotina C foca no trabalho da parte superior do corpo, desde o desenvolvimento de capacidade até estabilidade e força.
- O treinamento cardiovascular mistura exercícios de resistência com treinos mais curtos.

Essa abordagem é projetada para garantir que você esteja trabalhando todas as partes essenciais do corpo de maneira equilibrada e eficaz, levando em conta a importância de cada componente para o fortalecimento geral e a longevidade.

PROGRAMA DE TREINAMENTO DE 12 SEMANAS

Este programa de treinamento de 12 semanas, projetado para colocá-lo no caminho rumo aos seus objetivos de longevidade, está dividido em três fases (cada uma consistindo em um bloco de quatro semanas). Cada fase é dividida em três rotinas (A, B e C), junto com uma sequência de aquecimento. (O aquecimento é muito versátil, e você pode incorporá-lo antes de qualquer treino, sessão de cardio, atividade esportiva ou qualquer outra atividade física que você pratique.) Cada fase de quatro semanas tem sua própria programação, como veremos nas páginas seguintes.

Desenhei o programa com eficiência em mente, para que você possa adaptá-lo à sua agenda e aproveitar ao máximo o seu dia. Muitos dos exercícios exigem apenas o peso do corpo como resistência. Outros exercícios exigem uma quantidade muito pequena de equipamento básico — kettlebells e halteres — para que você possa treinar facilmente em casa ou em qualquer academia que frequente. Cada rotina contém apenas seis exercícios, a serem realizados em pares, com um intervalo de descanso entre eles.

O aquecimento levará apenas de 5 a 10 minutos, e com a rotina e os elementos de cardio curtos incluídos, todo o compromisso leva entre 45 e 75 minutos (no máximo). Você consegue!

O programa é projetado para ser equilibrado e aborda uma ampla variedade de problemas comuns que se tornam mais graves com o envelhecimento: dor no joelho, dor lombar, rigidez nos quadris, rigidez nos ombros. Ele também foca áreas do corpo cruciais para o desempenho esportivo e a amplitude de movimento geral.

O tempo refere-se ao ritmo e à intensidade do esforço — às vezes, apenas uma respiração lenta, em outros casos, indica o ritmo ou a sequência de cadência em toda a amplitude de movimento no exercício. Por exemplo, um agachamento com um tempo de 2-1-2 significa levar 2 segundos para ir da posição em pé para a posição de agachamento, segurar o agachamento por 1 segundo e depois levar 2 segundos para retornar para a posição em pé.

SIGLAS

BS = Bola suíça

HT = Halteres

KB = Kettlebell

CC = Cardio curto, ideal no final de uma sessão

CL = Cardio longo, ideal para dias livres

JJB = Jiu-jítsu brasileiro

FASE 1: *RESET* E REABILITAÇÃO

SEQUÊNCIA DE AQUECIMENTO

EXERCÍCIO	REP.	SÉRIE	TEMPO	PESO	DESCANSO
Respiração diafragmática supinada	20	1	Respiração lenta	Corpo	Não
Caminhada do pêndulo	20 total	1	Movimentos lentos e fluidos	Corpo	Não
Caminhada do elefante	30 passos	1	Lento/fluido	Corpo	Não
Caminhada do escorpião	12	1	Lento/fluido	Corpo	Não
Mergulho com salto	10	1	Lento/fluido	Corpo	Não
Rastejar para a frente/ para trás	30 passos	1	Lento/fluido	Corpo	Não
Rolamento 90/90	16 total	2	Lento/fluido	Corpo	30 s

ROTINA A

EXERCÍCIO	REP.	SÉRIE	TEMPO	PESO	DESCANSO
Levantamento terra unipodal Superman com BS	12-15	3-4	2-0-2	Corpo	
Equilíbrio ajoelhado sobre a BS	60-90 s	3-4	1-0-1		60 s
Descanse antes do próximo combo de exercícios					3-5 min
Agachamento na parede com BS (com elástico)	12-15	3	2-0-2	Corpo *Bands* médias a pesadas	60 s
Mobilidade do quadril JJB	12 total	3	2-0-2	Corpo	60 s
Descanse antes do próximo combo de exercícios					3 min
Elevação de Quadril unipodal na parede	15 cada lado	3	2-0-2	Corpo/10 kg	60 s
Dead Bug (inseto morto) com BS	10 total	3	Respiração lenta	Corpo	60 s

104   A ARTE DA LONGEVIDADE

ROTINA B

EXERCÍCIO	REP.	SÉRIE	TEMPO	PESO	DESCANSO
Pendurar na barra	30 s	3-4	Parado	Corpo	
Prancha com braços estendidos	30 s	3-4	Parado	Corpo	60 s
Flexão de escápulas	20	3-4	Fluido	Corpo	Nenhum – termine e comece o combo novamente
Descanse antes do próximo combo de exercícios					*3 min*
Press contralateral com braço e perna estendidos (Chek Press)	12	3	3-1-3	3-6 kg	
Pullover na BS (inclinado para reto)	12	3	2-0-2	3-6 kg	60 s
Descanse antes do próximo combo de exercícios					*3 min*
Lenhador com uma perna estendida na BS	12	3	2-1-1	5-8 kg	
Prancha lateral com contrarrotação de braço e perna	12-15	3	2-0-2	Corpo	60 s

ROTINA C

EXERCÍCIO	REP.	SÉRIE	TEMPO	PESO	DESCANSO
Crucifixo excêntrico e supino concêntrico na BS	12	3	2-0-2	6-12 kg	
Crucifixo invertido na BS	12	3	3-0-3	2-5 kg	60 s
Descanse antes do próximo combo de exercícios					*3 min*
Afundo sobre step com um bastão	12 com cada perna	3	2-0-2	Corpo	
Agachamento unipodal na parede com BS	10 com cada perna	3	2-0-2	Corpo	60 s
Descanse antes do próximo combo de exercícios					*3-5 min*
Rolamento JJB (com BS)	10	3	2-0-0	Corpo	
Abdominal invertido	10-12	3	3-0-3	Corpo	75 s

106   A ARTE DA LONGEVIDADE

PROGRAMAÇÃO FASE 1

	SEMANA 1	SEMANA 2	SEMANA 3	SEMANA 4
SEGUNDA-FEIRA	A CC	A	B	C CC
TERÇA-FEIRA		B CC	C CC	B CC
QUARTA-FEIRA	B CC	CC	CC	
QUINTA-FEIRA		C CC	A	A CC
SEXTA-FEIRA	C	A	C CC	C
SÁBADO	CL	CL	CL	CL
DOMINGO				

FASE 2: REABILITAÇÃO PARA FORÇA

SEQUÊNCIA DE AQUECIMENTO

EXERCÍCIO	REP.	SÉRIE	TEMPO	PESO	DESCANSO
Respiração diafragmática supina (pernas para cima)	20	1	Respiração	Corpo	Não
Caminhada do pêndulo	16 total	1	Lento/ controlado	Corpo	Não
Caminhada do pombo	12 total	1	Lento	Corpo	Não
Caminhada do elefante	30 passos	1	Fluido	Corpo	Não
Caminhada do escorpião	12	1	Fluido	Corpo	Não
Mergulho com salto	12	1	Fluido	Corpo	Não
O lagarto	12	1	Fluido	Corpo	Não

ROTINA A

EXERCÍCIO	REP.	SÉRIE	TEMPO	PESO	DESCANSO
Levantamento terra assimétrico com KB	10	3-4	2-1-2	8-12 kg	
Equilíbrio ajoelhado na BS (com braços)	60-90 s	3-4	Segurar e brincar	Corpo	60-90 s
Descanse antes da próxima combinação de exercícios					*3-5 min*
Agachamento na parede com KB e BS	10	3	2-0-2	10-20 kg	
Mobilidade de quadril JJB (com peso)	12	3	2-0-2	8-12 kg	60 s
Descanse antes da próxima combinação de exercícios					*3 min*
Extensão de quadril reversa na BS	10-12	3	3-0-3	Corpo	
Canivete pronado na BS	8-10	3	3-1-3	Corpo	60-90 s

ROTINA B

EXERCÍCIO	REP.	SÉRIE	TEMPO	PESO	DESCANSO
Remada invertida na argola	10	3-4	2-0-2	Corpo	
Mergulho ajoelhado	10	3-4	2-0-2	Corpo	
Deslocamentos de ombro (com elástico ou bastão)	10	3-4	2-0-2	Corpo	Nenhum – terminar e começar a combinação novamente
Descanse antes da próxima combinação de exercícios					*3-5 min*
Supino deitado unilateral com KB	10-12	3	2-0-2	8-12 kg	
Lenhador no cabo (com deslocamento pélvico)	10-12	3	2-0-2	12-18 kg	60 s
Descanse antes da próxima combinação de exercícios					*3 min*
Prancha Dinâmica com braços estendidos na BS	10	3	Lento	Corpo	
Torção russa superior na BS	20 total	3	Lento/ respire	Medicine ball de 3-5 kg	60-90 s

ROTINA C

EXERCÍCIO	REP.	SÉRIE	TEMPO	PESO	DESCANSO
Caminhadas do nadador	8-10	3	2-0-2	Corpo	
Rotação externa de ombro com cabo em apoio unipodal	12	3	2-0-2	10 kg	60 s
Descanse antes da próxima combinação de exercícios					*3-5 min*
Lenhador invertido unipodal com cabo	12	3	2-0-2	12-18 kg	
Avanços multidirecionais	12 cada lado (4 pontos × 3)	3	Médio	Corpo	90 s
Descanse antes da próxima combinação de exercícios					*3-5 min*
Rolamento JJB (com BS)	12	3	Controlado	Corpo	
Passe de peito com Medicine ball [bola medicinal]	12	3	Ritmado	5-8 kg	60 s

PROGRAMAÇÃO FASE 2

	SEMANA 5	SEMANA 6	SEMANA 7	SEMANA 8
SEGUNDA-FEIRA	A CC	A CC	C CC	C CC
TERÇA-FEIRA		C CC	B	C CC
QUARTA-FEIRA	B CC			
QUINTA-FEIRA	CC	B CC	C CC	A CC
SEXTA-FEIRA	C	A	A	B
SÁBADO	CL	CL	CL	CL
DOMINGO				

FASE 3: FORÇA E POTÊNCIA

SEQUÊNCIA DE AQUECIMENTO

EXERCÍCIO	REP.	SÉRIE	TEMPO	PESO	DESCANSO
Respiração diafragmática sentado	20	1	Respiração	Corpo	Não
Caminhada do elefante	30 passos	1	Fluido	Corpo	Não
Caminhada do escorpião	12	1	Fluido	Corpo	Não
Mergulho com salto	12	1	Lento	Corpo	Não
Rolamento 90/90	20	2	Lento	Corpo	Não
Rastejar lateral	30 passos cada lado	1	Lento	Corpo	Não
O lagarto	12	1	Fluido	Corpo	Não

ROTINA A

EXERCÍCIO	REP.	SÉRIE	TEMPO	PESO	DESCANSO
Levantamento terra unipodal com barra	5-8	3-4	2-0-2	20-40 kg	
Equilíbrio ajoelhado na BS com halter (sagital e transversal)	20-30	3-4	1-0-1	2-4 kg	90 s
Descanse antes do próximo combo de exercícios					5 min
Agachamento sumô com KB		2-3	2-0-2		
Mobilidade de quadril em 4 apoios (com rotação)		2-3	2-0-2		60-90 s
Descanse antes do próximo combo de exercícios					3-5 min
Rolamento lateral supinado (na BS)	3-5 sustentações, 3 s cada	2-3	Lento/ controlado	Corpo	
Canivete pronado com BS	5-8	2-3	3-1-3	Corpo	90 s

ROTINA B

EXERCÍCIO	REP.	SÉRIE	TEMPO	PESO	DESCANSO
Remada invertida na barra (pés no banco)	6-10	3-5	3-0-3	Corpo	
Flexão com bloco de ioga	6-8	3-5	3-0-3	Corpo	
Mesa de ombros	10 (sustentação de 10 s)	3-5	2-0-2	Corpo	90-120 s
Descanse antes do próximo combo de exercícios					*3-5 min*
Levantamento turco	5-8 de cada lado	3		6-10 kg	
Nadador	5	3	2-0-2	Bola de tênis	60 s
Descanse antes do próximo combo de exercícios					*3-5 min*
Prancha lateral na BS	30-45 s	3	2-0-2	Corpo	
Torção russa inferior (no chão)	12-16	3	2-0-2	Medicine ball de 3 kg	90 s

ROTINA C

EXERCÍCIO	REP.	SÉRIE	TEMPO	PESO	DESCANSO
Levantamento terra com barra hexagonal	10	4-6	2-0-2	40-80 kg 70-80%	90-120 s
Descanse antes do próximo combo de exercícios					3-5 min
Levantamento terra unipodal + elevação de ombro com halter (com rotação)	10	2-3	3-0-3	2-4 kg	
Lenhador horizontal com cabo (com avanço)	10 de cada lado	2-3	2-0-2	12-16 kg	90 s
Descanse antes do próximo combo de exercícios					*3 min*
Avanço lateral patinador	20-24 total	2-3	Deslize lento	0-12 kg	60 s
Descanse antes do próximo combo de exercícios					*3 min*
Lenhador invertido unipodal com cabo	12	2-3	2-0-2	18-25 kg	
Passe de peito com medicine ball com flexão de quadril	12	2-3	2-0-2	5-10 kg	90 s

114   A ARTE DA LONGEVIDADE

PROGRAMAÇÃO FASE 3

	SEMANA 9	SEMANA 10	SEMANA 11	SEMANA 12
SEGUNDA-FEIRA	A CC	A CC	B CC	C CC
TERÇA-FEIRA		B	C CC	
QUARTA-FEIRA	B CC	C CC		A CC
QUINTA-FEIRA	CC	CC	A CC	B CC
SEXTA-FEIRA	C CC	A CC	B	C
SÁBADO			CL	CL
DOMINGO				

PROGRAMA DE 12 SEMANAS, FASE 1

FASE 1: SEQUÊNCIA DE AQUECIMENTO

RESPIRAÇÃO DIAFRAGMÁTICA SUPINADA:

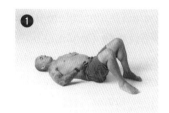

Deite-se no chão de costas, com as pernas dobradas para cima e os pés apoiados no chão. Coloque uma mão na barriga e a outra na caixa torácica ❶. Inspire pelo nariz, expandindo primeiro a barriga, depois a caixa torácica e, por fim, o peito. Expire.

CAMINHADA DO PÊNDULO:

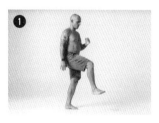

Caminhando em linha reta, incline o corpo para a frente (dobradiça do quadril) com um joelho levantado (como um levantamento terra unilateral) e o braço pendurado no mesmo lado ❶.

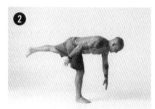

À medida que você dá o próximo passo, plante essa perna firmemente no chão e estenda a outra perna diretamente para trás, mantendo-a paralela ao chão com as costas retas. Deixe cair o braço no mesmo lado da perna estendida, formando um pêndulo ❷. Continue avançando passo a passo dessa maneira por 20 repetições.

CAMINHADA DO ELEFANTE:

Na posição de ioga do cachorro olhando para baixo (com as mãos e os pés no chão, braços e pernas estendidos e os pés apoiados), dê pequenos passos para a frente, alternando as mãos e os pé ❶. Continue pressionando as mãos contra o chão (na altura dos ombros) a cada passo ❷. Não permita que punhos, ombros e quadris saiam do alinhamento. Inspire e expire a cada passo, por 20 repetições.

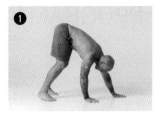
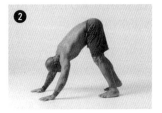

CAMINHADA DO ESCORPIÃO:

Na posição de quatro apoios, com as mãos abaixo dos ombros e os braços estendidos, leve o joelho direito para a frente em linha reta, em um ângulo aproximado de 45 graus em relação ao chão, mantendo a perna esquerda esticada ❶. Coloque o pé direito no chão, na linha dos ombros ❷. Concentre-se nas suas mãos: certifique-se de que os dedos estejam bem abertos e que o peso esteja distribuído uniformemente nas palmas das mãos e dos dedos, especialmente sobre o dedo indicador e o dedo médio. Alongue a coluna, formando uma linha reta entre as mãos, os ombros e os quadris. Com a coluna alinhada, abra o quadril em direção ao céu, balançando a perna direita para cima e para trás, levando o calcanhar em direção ao glúteo para que a perna permaneça dobrada ❸ ❹. Traga o pé direito de volta entre as mãos e, em um movimento fluido, deslize as mãos para a frente. Repita com a perna esquerda ❺, alternando de uma perna para a outra, por 12 repetições.

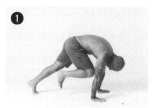
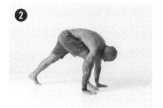
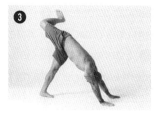
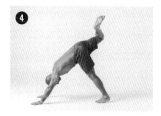
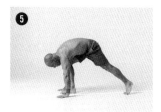

MERGULHO COM SALTO:

Na posição de quatro apoios, com as mãos abaixo dos ombros e as pernas esticadas, incline-se e mova a cabeça para a frente lentamente, descendo os quadris em direção ao chão ❶. Abra o peito e aperte as escápulas (para melhor estabilização). Mantenha a cabeça reta e olhe para a frente ❷. Contraia os glúteos para liberar a tensão na região lombar ❸. Em seguida, dobre os joelhos, se empurre para trás para esticar os braços ❹ e acomode-se em uma posição de agachamento ❺. Estenda-se para cima e salte, aterrissando de volta na posição de agachamento. Tente afundar o máximo possível no agachamento, para obter os benefícios da mobilidade do quadril ❻. Mantenha essa posição por 5 segundos antes de repetir (10 repetições no total).

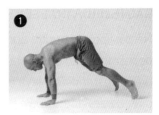
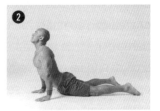
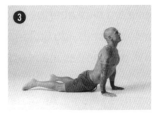
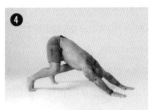
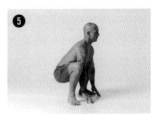
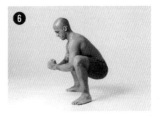

RASTEJAR PARA A FRENTE/PARA TRÁS:

Rasteje para a frente, concentrando-se no movimento contralateral (a mão direita se move para a frente enquanto o pé esquerdo se move para a frente) sem erguer o quadril ao levantar a perna oposta ❶. Mantenha a coluna reta e alongada. Mantenha as pernas dobradas em um ângulo de 90 graus. Mova-se em pequenos passos e não deixe o joelho ultrapassar o umbigo ❷. Mova-se para a frente por 15 passos antes de voltar da mesma maneira para trás por 15 passos.

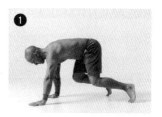

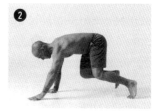

ROLAMENTO 90/90:

Sente-se ereto no chão na posição 90/90 e inspire ❶. Lentamente, vire na direção da perna que está dobrada atrás de você ❷, expirando enquanto rola ambos os joelhos até ficar em uma posição sentada. Em seguida, dobre os joelhos para o lado oposto ❸. Use as mãos como apoio, se necessário, até se acostumar com o movimento de rotação pelos quadris. Depois, tente a rotação sem o apoio das mãos ❹. Inspire na posição inicial e expire ao fazer a rotação.

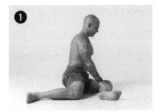
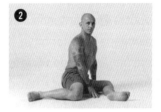
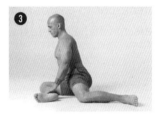
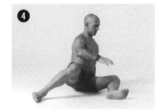

FASE 1, ROTINA A

LEVANTAMENTO TERRA UNIPODAL SUPERMAN COM BOLA SUÍÇA:

Com uma bola suíça atrás de você, estenda a perna esquerda para trás e coloque a parte superior do pé esquerdo sobre a bola. Depois, estenda o braço esquerdo para longe do peito ❶.
Role a bola para trás com o pé e até a canela, trazendo o braço estendido de volta e estendendo o braço direito em vez disso ❷. Mova-se para uma posição de dobradiça de quadril. Tente manter sua estabilidade sobre o pé direito. Mova o quadril de volta para a posição inicial ❸. Você sentirá seus glúteos ativados e seus tornozelos vão tremer na base. Você pode usar um bastão para equilíbrio ❹ ❺. Alternar pernas por 12-15 repetições.

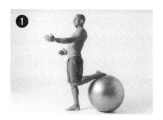
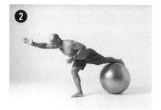
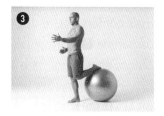
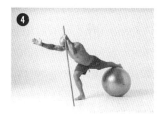
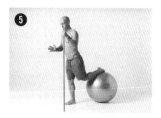

EQUILÍBRIO AJOELHADO SOBRE A BOLA SUÍÇA:

Coloque uma bola suíça próxima à parede. Mantendo-se estável com uma mão na parede e a outra sobre a bola, coloque um joelho sobre a bola suíça, seguido pelo outro. Mantenha os joelhos afastados, alinhados com os quadris até conseguir equilíbrio, depois tente abrir os joelhos um pouco mais. Isso ativará seu core. Continue a segurar essa posição por 60-90 segundos. Lembre-se: não dobre os quadris e mantenha a coluna reta e firme. Conforme se sentir mais confortável, tente sem a mão na parede ❶, com um ou ambos os braços estendidos para a frente.

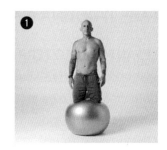

AGACHAMENTO NA PAREDE COM BOLA SUÍÇA (COM ELÁSTICO):

Coloque um cinto ou faixa elástica ao redor das pernas na altura do meio da coxa. O cinto deve ser ajustado para suporte, de modo que você possa segurar uma postura confortável de agachamento com as costas contra a parede sem cair. Fique em pé com uma bola suíça entre suas costas e a parede. Inspire, depois abaixe-se lentamente em um agachamento enquanto expira ❶. Vá tão baixo quanto for confortável ❷, mantendo o arco na parte inferior das costas, depois inspire ao retornar à posição inicial ereta ❸. Respire pelo nariz durante o movimento, se possível. Caso contrário, expire pela boca.

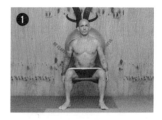
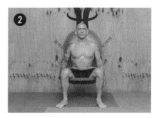
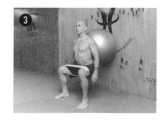

MOVA-SE BEM, MOVA-SE MAIS INTENSAMENTE E MOVA-SE PARA A VIDA! 123

MOBILIDADE DE QUADRIL JJB:

Ajoelhe-se com a perna esquerda dobrada atrás de você e a perna direita dobrada à frente em um ângulo de 90 graus ❶. Afunde seu peso para trás e sobre os quadris para que o glúteo fique mais próximo ao chão, depois avance com a perna esquerda. O objetivo é levantar os quadris do chão para que os joelhos desçam em lados alternados ❷. Se não conseguir o levantamento necessário em um movimento, use uma mão como suporte para ajudá-lo através do movimento. (O objetivo é fazer isso sem as mãos.) Um kettlebell leve pode ser adicionado para resistência, para ativar ainda mais o core ❸. Complete 12 repetições no total.

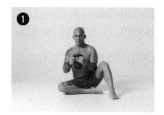
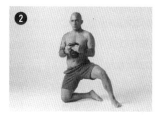
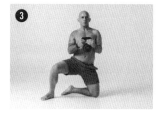

ELEVAÇÃO DE QUADRIL UNIPODAL NA PAREDE:

Deite-se de costas e coloque um pé contra a parede, com o joelho dobrado a 90 graus. Flexione os dedos dos pés para cima (dorsiflexão) e pressione o calcanhar na parede. Estenda a outra perna para cima, com a sola voltada para o teto ❶. Com os braços estendidos no chão para o apoio, impulsione o quadril para cima, estendendo a perna reta ainda mais para cima ❷. A força virá do calcanhar. Expire rapidamente na subida e inspire lentamente na descida. Você deve sentir a ativação nos glúteos. Complete 15 elevações de cada lado ❸.

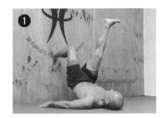
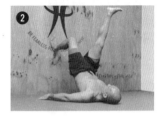
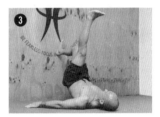

INSETO MORTO (*DEAD BUG*) COM BOLA SUÍÇA:

Deite-se no chão de costas, segurando uma bola suíça entre as mãos e as pernas ❶. Abaixe um braço para trás enquanto estende simultaneamente a perna oposta. O pé e o braço que permanecem na bola devem aplicar pressão, apertando para mantê-la firme ❷. Expire ao estender para longe da bola suíça e inspire ao trazer o braço e a perna de volta para o contato com a bola. Alterne para um total de 10 repetições.

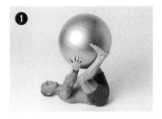
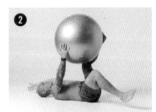

FASE 1, ROTINA B

PENDURAR-SE NA BARRA:

Pendurado passivamente em uma barra de tração, com as palmas voltadas para fora, permita que a gravidade estique seu corpo ❶. Se for difícil inicialmente, coloque alguns blocos de ioga (ou similares) sob os pés para apoiar e minimizar o peso. Segure a barra por 30 segundos ❷.

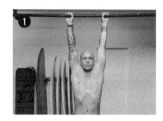

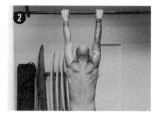

PRANCHA COM BRAÇOS ESTENDIDOS:

Fique na posição de flexão, com os braços estendidos e os cotovelos travados. Pressione o chão, protraindo as escápulas, contraindo o abdômen e travando os joelhos ❶. Mantenha a posição por 30 segundos.

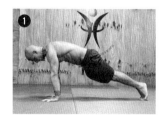

FLEXÃO DE ESCÁPULA:

Na posição de quatro apoios (posição de engatinhar), certifique-se de que as mãos e braços estejam alinhados com os ombros ❶. Mantenha a coluna reta e longa (paralela ao chão), isolando a área torácica e engajando as escápulas. Empurre as escápulas em direção ao teto ❷ e depois puxe-as em direção ao chão ❸ (protração e retração), inspirando ao retrair e expirando ao protrai-las. Lembre-se de não dobrar os cotovelos durante o movimento e de manter a lombar estável. Complete 20 repetições.

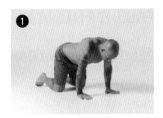

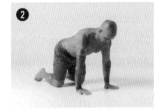

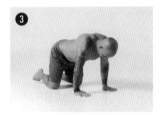

PRESS CONTRALATERAL COM BRAÇO E PERNA ESTENDIDOS (CHEK PRESS):

Fique em pé com a perna direita elevada, joelho flexionado, e segure um halter com a mão direita, à altura da orelha, em um ângulo reto em relação ao corpo ❶. Gire o punho para que a palma da mão fique voltada para a frente, ative o core e empurre o peso até a extensão total do braço acima da cabeça ❷. No topo, vire o braço e o halter de volta para um ângulo reto em relação ao corpo e abaixe o peso até a altura do ombro. Mantenha uma boa postura ao longo de todo o movimento. Faça 12 repetições de cada lado.

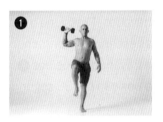

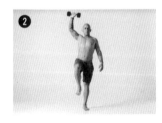

PULLOVER NA BOLA SUÍÇA (INCLINADO PARA RETO):

Deite-se em uma bola suíça de modo que a cabeça, os ombros e a parte superior das costas estejam apoiados na bola, com os quadris abaixados. Segure um halter com ambas as mãos na altura dos braços, estendidos sobre a cabeça ❶. Abaixe o halter em direção ao chão, atrás da cabeça ❷. Levante os quadris enquanto volta o halter à posição acima da cabeça ❸. Abaixe os quadris para a posição inicial ❹ e repita 12 vezes.

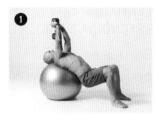
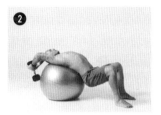
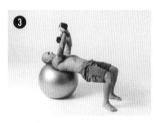
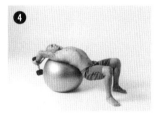

LENHADOR COM UMA PERNA ESTENDIDA NA BOLA SUÍÇA:

Sente-se em uma bola suíça e segure um halter com ambas as mãos ao lado do quadril esquerdo, com a mão esquerda em cima da direita ❶. Ative o core, levante a perna direita do chão e levante o halter na diagonal em direção ao teto ❷. Abaixe lentamente e repita 12 vezes antes de trocar de lado ❸.

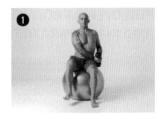
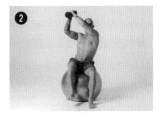
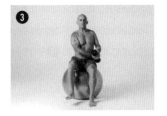

PRANCHA LATERAL COM CONTRARROTAÇÃO DE BRAÇO E PERNA:

Deite-se sobre o lado direito, com as pernas estendidas e empilhadas do quadril aos pés. O cotovelo do braço direito deve estar diretamente sob o ombro ❶. Certifique-se de que sua cabeça esteja alinhada com a coluna ❷. O braço esquerdo deve estar alinhado ao longo do lado esquerdo do corpo. Ative o core, mantenha uma boa postura e gire o braço e a perna esquerda em uma contrarrotação ❸: enquanto a perna esquerda gira para a frente, o braço esquerdo vai para trás, em um movimento de tesoura. Em seguida, leve o braço esquerdo para a frente enquanto move a perna esquerda para trás ❹. Repita 12 vezes ❺ antes de trocar para o lado esquerdo e repetir os passos 1-5 com o braço e a perna direitos.

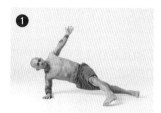
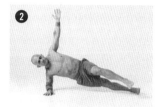
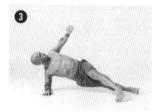
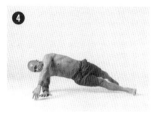
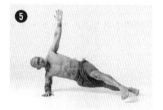

FASE 1, ROTINA C

CRUCIFIXO EXCÊNTRICO E SUPINO CONCÊNTRICO NA BOLA SUÍÇA:

Deite-se em uma bola suíça de modo que a cabeça, os ombros e a parte superior das costas estejam apoiados e o quadril elevado. Segure dois halteres na altura do peito com os braços estendidos ❶. Abaixe os pesos em um arco amplo de cada lado, mantendo uma ligeira flexão nos cotovelos ❷. Flexione os cotovelos para trazer os pesos para uma posição de pressão nos ombros ❸. Estenda os cotovelos e pressione os pesos de volta acima do peito. Repita 12 vezes ❹.

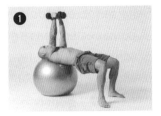
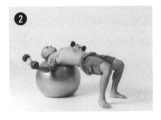
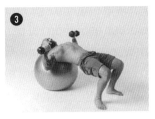
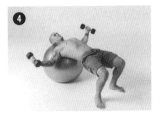

CRUCIFIXO INVERTIDO NA BOLA SUÍÇA:

Deite-se de bruços sobre uma bola suíça, com o peito sobre a bola e os pés afastados no chão. Segure dois halteres com os polegares voltados para dentro ❶. Ative o core e levante os halteres para os lados até a altura dos ombros ❷, mantendo a cabeça e o peito imóveis ❸. Abaixe lentamente os halteres até a posição inicial e repita 12 vezes ❹.

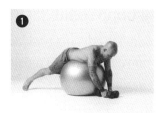
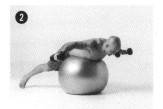
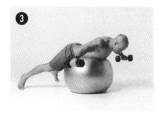
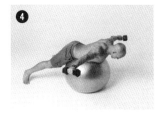

AFUNDO SOBRE STEP COM UM BASTÃO:

Comece em uma posição de afundo, com o pé da frente em um step (ou similar), segurando um bastão ao lado para suporte ❶. Ative o core e abaixe-se em um afundo ❷, indo o mais fundo possível enquanto mantém a coluna ereta ❸. Empurre-se para fora da caixa para retornar à posição inicial. Faça 12 repetições com cada perna ❹.

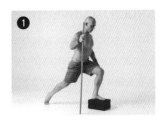
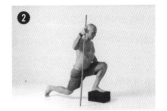
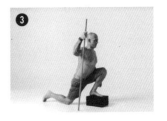
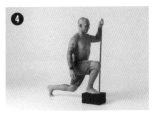

AGACHAMENTO UNIPODAL NA PAREDE COM BOLA SUÍÇA:

Fique em pé com a perna direita, com o quadril esquerdo pressionando uma bola suíça contra a parede ❶. Levante levemente o joelho esquerdo para que o pé esquerdo fique elevado do chão ❷. Coloque a mão direita no quadril direito, com o polegar monitorando a contração do glúteo. Mantendo o tronco ereto e a pelve nivelada, empurre lateralmente contra a bola, depois dobre o joelho direito para abaixar o corpo. Mantenha o joelho alinhado sobre o segundo dedo do pé, e mantenha a pressão lateral durante o movimento para manter a bola contra a parede. Empurre para cima para estender o joelho e voltar à posição inicial. Complete 10 repetições de cada lado.

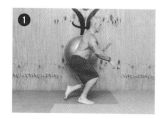

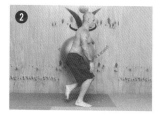

ROLAMENTO JJB (COM BOLA SUÍÇA):

Deite-se de costas com uma bola suíça entre os braços e as pernas elevadas ❶. Pressione a bola para criar uma base sólida ❷. Role lentamente de um lado para o outro com todo o corpo (incluindo a cabeça), mantendo o controle do movimento e a postura ❸. Não deixe a bola cair no chão nem perca o contato com ela. Você aumentará a amplitude de movimento à medida que conseguir manter esse controle sólido. Repita 12 vezes.

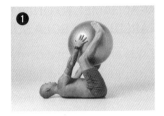
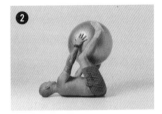
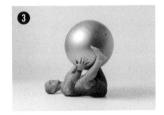

ABDOMINAL INVERTIDO:

Deite-se de costas com os braços no chão ao lado do corpo, levante os pés do chão ❶. Dobre lentamente os joelhos, com as coxas verticais ❷. Puxe o umbigo para dentro, levante a pelve do chão e enrole a coluna ❸, descolando do chão vértebra por vértebra. Use o mínimo de movimento possível no quadril ❹. Abaixe as pernas de forma controlada até a posição inicial e faça 10-12 repetições.

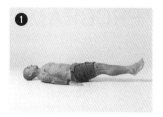
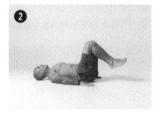
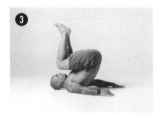
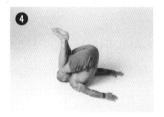

PROGRAMA DE 12 SEMANAS, FASE 2

FASE 2: SEQUÊNCIA DE AQUECIMENTO

RESPIRAÇÃO DIAFRAGMÁTICA SUPINA (PERNAS LEVANTADAS):

Este é o mesmo exercício da Fase 1, exceto que agora ambas as pernas estão levantadas do chão, com os joelhos dobrados ❶ ❷.

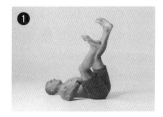

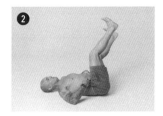

CAMINHADA DO PÊNDULO:

Veja a descrição na Fase 1, página 115.

CAMINHADA DO POMBO:

A partir de uma posição em pé, levante uma perna, abra os quadris e cruze o pé sobre o outro joelho ❶. Agache nessa postura com a outra perna, aprofundando o alongamento no quadril ❷. Levante-se, solte o pé e dê um passo à frente. Traga a outra perna à frente e repita o movimento ❸ ❹, alternando os lados por 12 repetições no total.

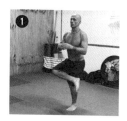
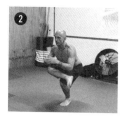
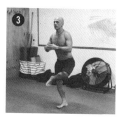
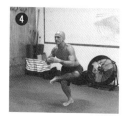

CAMINHADA DO ELEFANTE:

Veja a descrição na Fase 1, página 116.

CAMINHADA DO ESCORPIÃO:

Veja a descrição na Fase 1, página 117.

MERGULHO COM SALTO:

Veja a descrição na Fase 1, página 118.

O LAGARTO:

A partir de uma prancha lateral com os braços estendidos, cruze a perna de cima à frente para que o pé fique apontado para longe do corpo a 90 graus (com o joelho também a 90 graus) ❶. Ao mesmo tempo, traga o braço de cima para a frente em um movimento de natação e coloque-o cerca de 30 cm à frente da outra mão ❷. Mova o pé de trás para onde estava a mão de apoio, girando para o outro lado ❸. Repita os passos em pequenos incrementos, para um total de 12 repetições ❹❺❻❼. Esse movimento fluido e simultâneo dos pés e das mãos irá ativar o core.

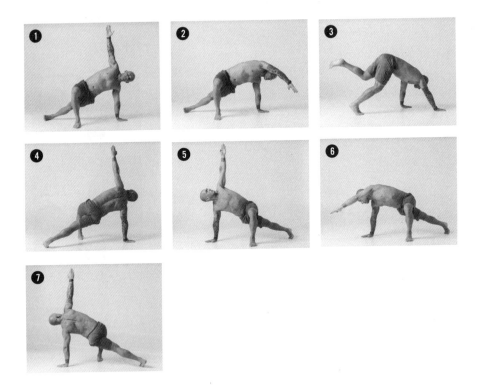

FASE 2, ROTINA A

LEVANTAMENTO TERRA ASSIMÉTRICO COM KETTLEBELL:

Fique em pé com os pés juntos em frente a um kettlebell e, em seguida, coloque a perna direita para trás, com o dedão do pé tocando o chão para suporte. Levante o kettlebell com a mão direita ❶. Flexione os quadris para a frente, mantendo o kettlebell em um braço reto (mas sem tocar o chão). Movimente os quadris para a frente e traga o corpo de volta à posição inicial ❷. Inspire ao descer e expire ao subir. Complete 10 repetições de cada lado ❸ ❹.

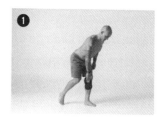
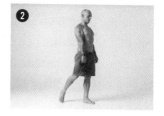
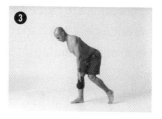
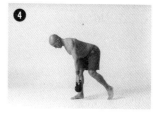

EQUILÍBRIO AJOELHADO NA BOLA SUÍÇA (COM BRAÇOS):

Este exercício envolve equilibrar-se de joelhos em cima de uma bola suíça, como na Fase 1, mas com o mínimo de suporte possível ❶. (Certifique-se de estar em uma área segura.) Coloque as mãos em cima da bola suíça e coloque um joelho de cada vez perto das mãos. Encontre seu equilíbrio. Fique próximo à parede para suporte, se ainda estiver difícil. Mantenha essa posição por 60-90 segundos, levantando os braços à sua frente ❷ ou alternando o levantamento de cada braço para um treino mais profundo do core ❸ ❹.

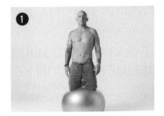
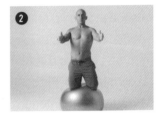
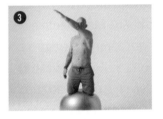
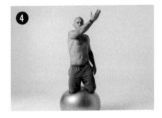

AGACHAMENTO NA PAREDE COM KETTLEBELL E BOLA SUÍÇA:

Fique em pé com uma bola suíça entre suas costas e a parede, segurando um kettlebell com as duas mãos contra o peito ❶. Ative o core e dobre os joelhos para abaixar-se em um agachamento ❷. Desça o máximo que puder confortavelmente, mantendo o arco na parte inferior das costas, e depois empurre com as pernas para retornar à posição inicial. Faça 10 repetições.

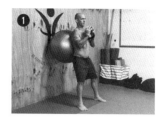

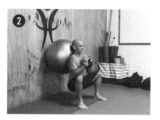

MOBILIDADE DE QUADRIL DO JJB (COM PESO):

Sente-se com as pernas cruzadas e depois levante a perna esquerda, dobrando o joelho a 90 graus para que a planta do pé fique plana no chão. Segure um kettlebell com as duas mãos contra o peito ❶. O objetivo é levantar os quadris do chão para que você fique em uma posição ajoelhada, mantendo as costas retas o tempo todo ❷. Troque as pernas e repita ❸. Complete 12 repetições de cada lado.

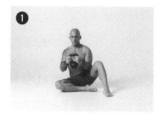

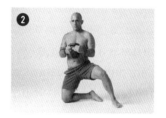

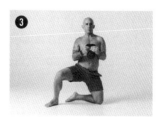

EXTENSÃO DE QUADRIL REVERSA NA BOLA SUÍÇA:

Deite-se de bruços sobre uma bola suíça, com a bola posicionada logo abaixo do peito, e levante as pernas no ar atrás de você ❶. Junte os calcanhares e aponte os dedos dos pés ❷. Tensione os isquiotibiais e os glúteos, e mantenha essa posição por 2-3 segundos antes de abaixar as pernas novamente ❸. Complete 10-12 repetições.

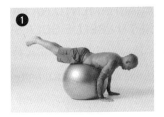
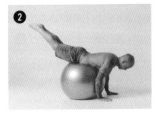
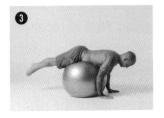

CANIVETE PRONADO NA BOLA SUÍÇA:

Na posição de flexão, coloque os pés no topo de uma bola suíça ❶. Ative o core, puxe os joelhos em direção ao peito para arrastar a bola suíça em sua direção sem deixar os quadris caírem, mantendo um bom alinhamento postural ❷. Mantenha o arco natural na parte inferior das costas. Estenda lentamente as pernas e retorne à posição inicial. Complete 8-10 repetições.

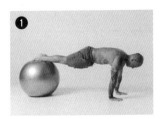
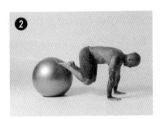

FASE 2, ROTINA B

REMADA INVERTIDA NA ARGOLA:

Com os pés afastados na largura dos ombros, fique em pé em frente aos anéis e ajuste-os para que fiquem na altura do peito. Segure os anéis com as palmas voltadas para baixo e incline o corpo para trás em um ângulo de 45 graus, levantando as solas dos pés e apoiando-se nos tornozelos, mantendo os braços retos com os joelhos travados e os glúteos ativados ❶. Não incline a cabeça para a frente; mantenha o pescoço reto. Inspire nessa posição, depois ajuste as mãos em uma rotação externa, de modo que as palmas e os dedos fiquem voltados para cima, e expire enquanto você lentamente se puxa para cima até atingir a posição em pé, com as escápulas engajadas e os cotovelos ao lado do corpo ❷. Uma variação mais difícil é inclinar-se ainda mais para trás para aumentar o ângulo ao se puxar para cima. Repita 10 vezes.

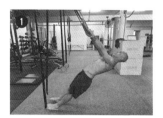
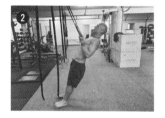

MERGULHO AJOELHADO:

Posicione o corpo com os quadris no chão, as pernas formando um losango atrás de você, costas arqueadas e braços levemente dobrados ❶. Movimente a cabeça para baixo e para a frente, tentando tocar o peito no chão. Ao mesmo tempo, puxe com os braços, movendo a cabeça além das mãos e empurrando para cima ❷. Isso levantará a parte superior do corpo do chão, enquanto os quadris e as pernas se achatam. Toda a sequência é um movimento ondulante ao longo da coluna. Levante os quadris na posição de gato (posição de quatro apoios com as costas arqueadas) ❸ e, em seguida, retorne à posição inicial. Inspire ao mover-se para a frente e expire ao voltar para a posição inicial. Complete 10 repetições.

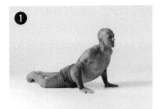
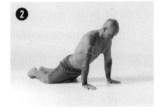
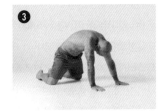

DESLOCAMENTOS DE OMBRO (COM ELÁSTICO OU BASTÃO):

Fique em pé com uma boa postura, segurando um bastão paralelo ao chão com ambas as mãos ❶. Ative o core, depois expire e levante o bastão acima da cabeça e por trás das costas para alongar o peito e os ombros ❷. Repita o mesmo movimento para trazer o bastão de volta à frente. Mova as mãos um pouco mais próximas e repita. Continue fazendo o movimento, aproximando as mãos cada vez mais até ficar confortável o suficiente para executar o exercício. Se o movimento for difícil, use uma banda elástica em vez do bastão. Complete 10 repetições para a frente e para trás.

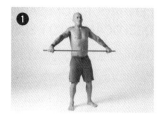
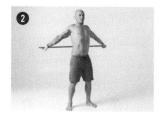

SUPINO DEITADO UNILATERAL COM KETTLEBELL:

Deitado de costas no chão, segure um kettlebell verticalmente pela parte inferior na palma de uma das mãos ❶. Pressione o peso até a altura do braço acima da cabeça ❷, depois lentamente retorne o cotovelo ao chão. Deixe o braço descansar por alguns segundos antes de iniciar a próxima repetição. Complete 10-12 repetições.

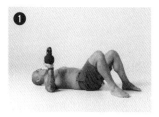
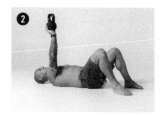

LENHADOR COM CABO (COM DESLOCAMENTO PÉLVICO):

Configure o cabo ligeiramente acima da altura da cabeça. Fique em pé com os pés a uma distância confortável, com 70% do peso no pé mais próximo da máquina de cabo, com o joelho ligeiramente dobrado. Segure a alça do cabo com a mão mais afastada do aparelho e coloque a outra mão por cima ❶. Ative o core ❷ e gire o tronco para longe do aparelho de cabo, ao mesmo tempo puxando a alça para baixo ao longo do corpo e deslocando o peso para o pé oposto ❸, fazendo uma investida lateral enquanto se move ❹. Retorne lentamente à posição inicial e complete 10-12 repetições.

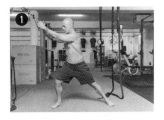
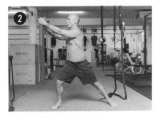
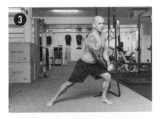
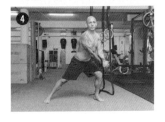

PRANCHA DINÂMICA COM BRAÇOS ESTENDIDOS NA BOLA SUÍÇA:

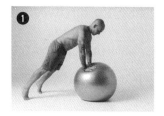

Segure a posição de flexão, com as mãos em cima de uma bola suíça ❶. Mantenha o umbigo e a coluna em posição neutra. Mantenha o alinhamento por 30 segundos enquanto rola a bola para a frente e para trás.

TORÇÃO RUSSA SUPERIOR NA BOLA SUÍÇA:

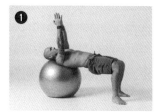

Deite-se em uma bola suíça em posição de ponte, com a parte superior das costas apoiada na bola e os pés no chão. Junte as palmas das mãos e estenda os braços totalmente à frente do peito ❶. Ative o core e gire a parte superior do corpo de um lado para o outro ❷ ❸, rolando pelos ombros. Complete 20 repetições de lado a lado.

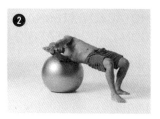

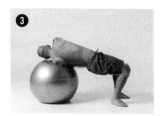

FASE 2, ROTINA C

CAMINHADA DO NADADOR:

Em pé, com os pés a uma distância confortável um do outro, incline-se para a frente a partir do quadril e coloque as mãos no chão ❶. Lentamente, caminhe com as mãos para a frente (mantendo os pés plantados) e abaixe o corpo ❷. Mantenha o corpo rígido e caminhe com as mãos apenas até onde você se sentir confortável. Caminhe com as mãos de volta para a posição inicial, levantando o corpo até a posição de pé. Complete 8-10 repetições.

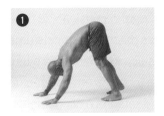

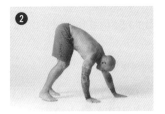

ROTAÇÃO EXTERNA DE OMBRO COM CABO EM APOIO UNIPODAL:

Ajuste o cabo ligeiramente acima da altura da cabeça. Em pé sobre uma perna (a mais próxima do aparelho de cabo), segure o cabo com a mão oposta, como se estivesse alcançando o bolso. Ative o core e puxe o braço para cima e ao longo do corpo ❶, girando o braço para que o polegar fique voltado para cima no topo do movimento ❷ ❸. Abaixe lentamente e repita 12 vezes.

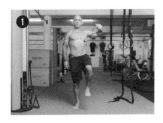

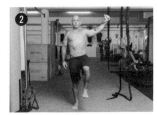

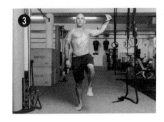

LENHADOR INVERTIDO UNIPODAL COM CABO:

Ajuste o cabo o mais próximo possível do chão. Fique em pé com os pés a uma distância confortável e levante o joelho do lado oposto do cabo até a altura da cintura ❶. Segure a alça do cabo com a mão do mesmo lado do joelho levantado e coloque a outra mão por cima, com os braços estendidos à frente do peito ❷. Ative o core e gire o tronco para longe do aparelho de cabo, puxando a alça para cima e ao longo do corpo até o ombro oposto ❸. Retorne lentamente à posição inicial e complete 12 repetições.

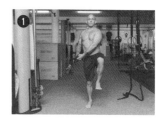
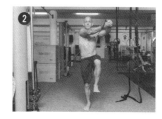
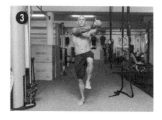

AVANÇOS MULTIDIRECIONAIS:

Comece cada parte do exercício em pé, com os pés afastados na largura dos ombros e apontando para a frente. Você pode segurar um bastão atrás das costas, como nas imagens, para garantir que sua postura esteja ereta durante o movimento. Cada perna fará o avanço em cinco direções diferentes.

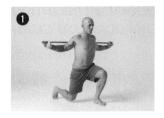

Avanço frontal: Dê um passo direto para a frente na direção "meio-dia" com o pé direito, mantendo o peito ereto, de modo que o joelho esquerdo toque o chão ❶ ❷. Empurre de volta para a posição inicial.

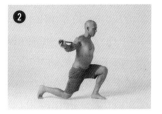

Avanço a 45 graus à frente: Dê um passo entre "meio-dia" e "3 horas" (pé direito) ❸ ou "meio-dia" e "9 horas" (pé esquerdo), dependendo do pé que estiver usando. A cabeça e os olhos devem estar voltados para a frente, e a pelve e os ombros devem estar alinhados para a frente ❹. Permita que a perna de trás gire naturalmente enquanto você desce no avanço.

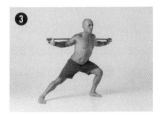

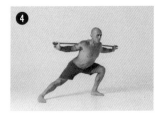

Avanço lateral: Dê um passo para o lado às 3 ou 9 horas, dependendo do pé que estiver usando. Ambos os pés devem estar voltados para a frente; dobre a perna com a qual você deu o passo.

Avanço a 45 graus para trás: Dê um passo para trás entre 3 e 6 horas ou 6 e 9 horas, dependendo do pé que está sendo movimentado. Mantenha o corpo voltado para a frente enquanto dá o passo para trás, com o pé de trás voltado cerca de 45 graus para dentro. Abaixe o joelho de trás até tocar o chão.

Avanço para trás: Dê um passo diretamente para trás às 6 horas; o joelho traseiro deve tocar o chão.

Complete 15 avanços com cada perna (três passos em cada uma das cinco direções).

ROLAMENTO JJB (COM BOLA SUÍÇA):

Veja a descrição da Fase 1, página 134.

PASSE DE PEITO COM MEDICINE BALL:

Ajoelhe-se de frente para a parede com os quadris elevados e segure uma medicine ball na frente do peito ❶. Arremesse a bola com força contra a parede, pegando-a no rebote ❷. Repita a ação 12 vezes.

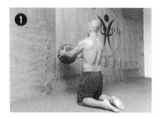
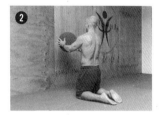

PROGRAMA DE 12 SEMANAS, FASE 3

FASE 3: SEQUÊNCIA DE AQUECIMENTO

RESPIRAÇÃO DIAFRAGMÁTICA SENTADO:
Sente-se de pernas cruzadas no chão com as costas retas. Inspire lenta e profundamente, expandindo a parede abdominal ao inspirar ❶. Ao expirar, permita que a parede abdominal afunde novamente. Relaxe durante 20 respirações ❷. Uma variação mais desafiadora é sentar-se em uma bola suíça enquanto faz este exercício de respiração.

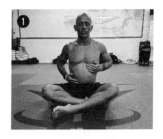
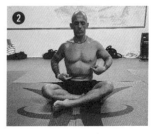

CAMINHADA DO ELEFANTE:
Veja a descrição na Fase 1, página 116.

CAMINHADA DO ESCORPIÃO:
Veja a descrição na Fase 1, página 117.

MERGULHO COM SALTO:
Veja a descrição na Fase 1, página 118.

ROLAMENTO 90/90:
Veja a descrição na Fase 1, página 61.

RASTEJAR LATERAL:

A partir da posição de quatro apoios, mova-se lateralmente, alternando ao juntar as mãos enquanto os pés estão afastados, e vice-versa — ao se mover, seus braços ficarão próximos e as pernas afastadas ❶. Mantenha a coluna alongada e rasteje de forma lenta e controlada por 30 passos de cada lado.

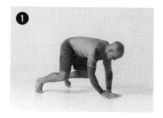

O LAGARTO:

Veja a descrição na Fase 2, página 138.

FASE 3, ROTINA A

LEVANTAMENTO TERRA UNIPODAL COM BARRA:

Em pé sobre a perna esquerda, abaixe-se e segure uma barra com ambas as mãos um pouco mais afastadas que a largura dos ombros, mantendo a curvatura natural na parte inferior das costas ❶. Levante o peito, olhe para a frente e inspire, puxando o umbigo para dentro. Incline-se ligeiramente para a frente até que a barra esteja na altura do joelho ❷. Levante o torso o mais alto que puder, expirando pelos lábios enquanto faz a parte mais desafiadora do movimento. Imagine empurrar o chão para longe de você com o pé esquerdo. No topo, inspire antes de abaixar a barra de volta ao chão. Complete de 5 a 8 repetições em cada perna.

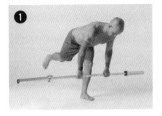

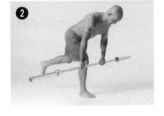

EQUILÍBRIO AJOELHADO NA BOLA SUÍÇA COM HALTER (SAGITAL E TRANSVERSAL):

Ajoelhado em uma bola suíça, segure um halter ao lado do corpo ❶. Ative seu core e levante o halter em um arco ❷ ❸ ❹ até a altura do ombro à frente, mantendo o equilíbrio na bola ❺. Junte as mãos na frente do peito, passe o halter para a outra mão e depois mova os braços de volta para os lados. Troque de mão na frente do peito a cada repetição, 20-30 vezes.

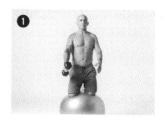
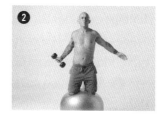
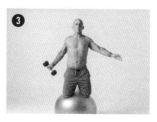
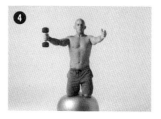
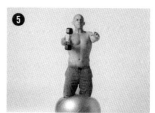

AGACHAMENTO SUMÔ COM KETTLEBELL:

Comece com uma postura ampla, com os pés apontados a 45 graus para fora. Agache-se e segure dois kettlebells entre os pés ❶, mantendo a coluna neutra, o umbigo para dentro e as escápulas ativadas ❷. Estenda os joelhos, inspirando ❸, até ficar completamente ereto ❹. Agache-se novamente, expirando. Complete 10-12 repetições.

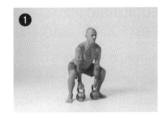
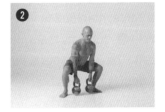
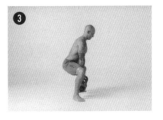
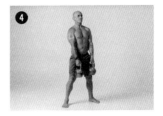

MOBILIDADE DE QUADRIL EM QUATRO APOIOS (COM ROTAÇÃO):

Sente-se no chão, formando ângulos de 90 graus com cada joelho, ambos os pés apontando para a direita. Coloque o joelho direito perto da planta do pé esquerdo, empurrando-o para a frente ❶. Levante-se sobre as articulações do joelho e tornozelo ❷. Gire o corpo, torcendo o tronco para a direita ❸. Certifique-se de que seus glúteos toquem o chão enquanto você gira, e levante-se novamente ao retornar à posição original ❹ ❺. Mantenha o core ativado durante todo o movimento. Um bom começo é tentar 10 repetições e segurar por 10 segundos.

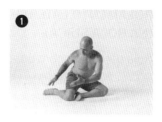
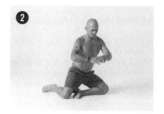
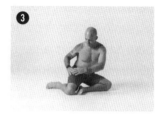
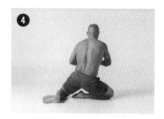
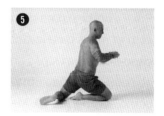

ROLAMENTO LATERAL SUPINADO (NA BOLA SUÍÇA):

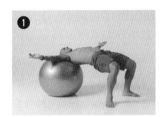

Role para trás sobre uma bola suíça até que a bola suporte sua cabeça, ombros e parte superior das costas. Levante os quadris até que fiquem alinhados com os joelhos e ombros ❶. Mantenha esse alinhamento enquanto movimenta os pés, e role pela bola para um lado. Pause por 3 segundos e retorne ao centro, antes de se mover para o outro lado. Mova-se apenas o quanto conseguir confortavelmente para cada lado, mantendo um bom alinhamento (quadris e braços paralelos ao chão). Você pode conseguir mover-se apenas alguns centímetros, o que é normal. Complete 3-5 repetições.

CANIVETE PRONADO (COM BOLA SUÍÇA):

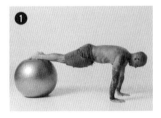

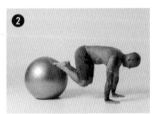

Coloque-se em posição de flexão com os pés em uma bola suíça ❶. Puxe o umbigo para dentro, empurre com as mãos para levantar o peito enquanto puxa os pés em direção ao peito, formando um Z com o corpo e as pernas ❷. Mantenha um bom alinhamento postural — uma curvatura natural na parte inferior das costas e quadris elevados — por 1 segundo. Role os pés de volta em um movimento controlado até a posição inicial. Faça de 5 a 8 repetições.

FASE 3, ROTINA B

REMADA INVERTIDA NA BARRA (PÉS NO BANCO):

Deite-se de costas sob uma barra posicionada um pouco acima do comprimento dos braços em relação ao chão. Segure a barra (pegada por cima) com os braços estendidos enquanto seus pés descansam em um banco baixo ❶. Ative o core, mantendo o corpo alinhado, e puxe com os braços para trazer o peito até a barra ❷. Abaixe-se de forma controlada, fazendo de 6 a 10 repetições.

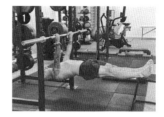
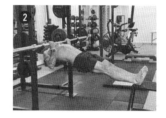

FLEXÃO COM BLOCOS DE IOGA:

Apoie-se com as mãos sob dois blocos de ioga (ou similares), com braços abertos um pouco além da largura dos ombros, colocando-se em posição de flexão ❶. Abaixe o peito, tentando tocar o chão. O objetivo principal é melhorar o alcance do movimento além de uma flexão tradicional ❷❸❹❺. Se isso for difícil para você, comece com os joelhos no chão por algumas sessões antes de passar para os joelhos estendidos ❻❼❽. Complete de 6 a 8 repetições.

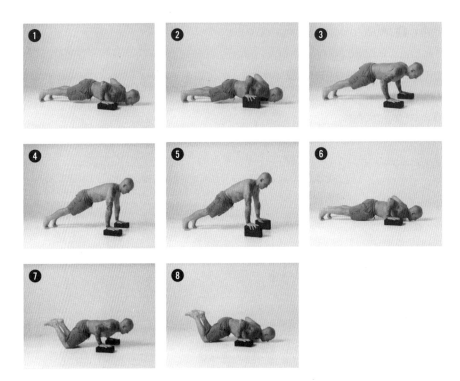

MESA DE OMBROS:

Veja a descrição na rotina matinal, página 63.

LEVANTAMENTO TURCO (*TURKISH GET-UP*):

Deitado de costas no chão, dobre um joelho e coloque o pé plano no chão enquanto estende a outra perna. Segure um kettlebell com o braço estendido acima do ombro ❶. Ative o core e faça um movimento de abdominal enquanto mantém o kettlebell elevado, usando o braço oposto para assistência ❷. Empurre o pé que está no chão e projete os quadris para a frente para se levantar ❸❹❺❻. Reverta os movimentos, abaixando-se de forma controlada até voltar à posição inicial. Troque o kettlebell para o outro lado e repita. Complete de 5 a 8 repetições de cada lado.

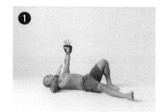
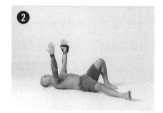
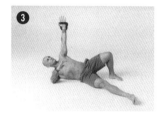
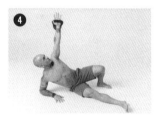
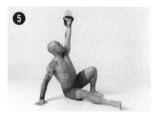
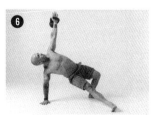

NADADOR:

Deite-se de bruços no chão com um bloco de ioga (ou similar) sob cada cotovelo. Coloque as mãos no topo da cabeça para a posição inicial ❶. Levante os cotovelos, estendendo os braços para a frente antes de movê-los para trás em uma rotação interna. Dobre-os na parte de trás enquanto coloca as mãos na lombar ❷. Pare nessa posição, descanse por 3 a 5 segundos, depois mova as mãos em uma rotação externa até voltar à posição inicial ❸ ❹. (Descanse apenas quando as mãos estiverem nas costas.) Complete 5 repetições.

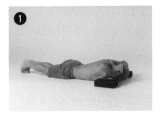
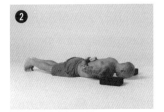
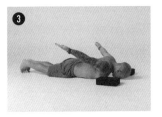
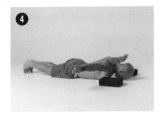

PRANCHA LATERAL NA BOLA SUÍÇA:

Deite-se em posição de prancha lateral elevada com o peso do corpo sobre um antebraço em cima de uma bola suíça ❶. Se achar muito difícil, gire a perna superior para a frente (dobrada no joelho) como apoio ❷. Estenda o outro braço para cima. Ative o core e levante os quadris para formar uma linha reta com o pescoço, esterno, umbigo e joelho. Mantenha essa posição por 5 segundos, abaixe e repita 8 vezes de cada lado.

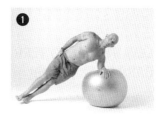
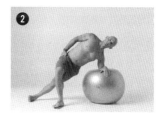

TORÇÃO RUSSA INFERIOR (NO CHÃO):

Deite-se de costas com os braços estendidos na altura dos ombros, palmas para cima, com os quadris dobrados a 90 graus e as pernas o mais estendidas possível. Ative o core e gire o tronco para o lado enquanto abaixa as pernas em direção ao chão, depois use os abdominais para girar o corpo inferior de volta à posição inicial. Alterne para o lado oposto e repita, torcendo de um lado para o outro, por 12 a 16 repetições. Para um treino de core mais intenso, segure uma bola suíça entre as pernas durante o movimento, conforme mostrado ❶ ❷.

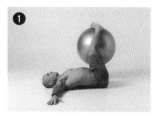
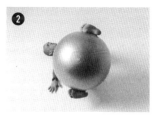

FASE 3, ROTINA C

LEVANTAMENTO TERRA COM BARRA HEXAGONAL:

Fique em pé com os pés afastados em uma largura confortável dentro do losango da barra hexagonal. Abaixe-se e segure as alças da barra ❶. Inspire, ative o core, levante o peito e crie uma curvatura na parte inferior das costas. Aperte as escápulas, empurre com as pernas para levantar a barra do chão ❷ e depois estenda os quadris para ficar em pé. Expire lentamente durante o ponto mais desafiador do movimento. Abaixe o peso de forma controlada e faça 10 repetições.

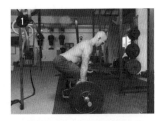

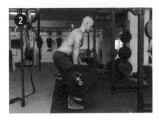

LEVANTAMENTO TERRA UNIPODAL + ELEVAÇÃO DE OMBRO COM HALTER (COM ROTAÇÃO):

Fique em pé sobre uma perna, segurando um halter leve na mão oposta. Ative o core e incline-se para a frente no quadril enquanto alcança o braço com o halter para baixo, abaixo do peito ❶. Mantenha essa amplitude de movimento confortável. Retorne à posição ereta enquanto levanta o halter e gira o braço até a altura do ombro, com o cotovelo dobrado em 90 graus ❷. Complete 10 repetições de cada lado.

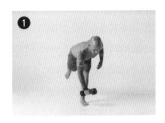

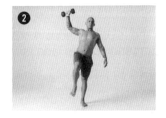

LENHADOR HORIZONTAL COM CABO (COM AVANÇO):

Ajuste o cabo logo acima da altura da cabeça. Fique com os pés em uma distância confortável, segure a alça do cabo com a mão mais afastada do aparelho e coloque a outra mão por cima. Ative o core, avance e abaixe-se o máximo que puder confortavelmente ❶. Ao mesmo tempo, gire o tronco para longe da máquina de cabo enquanto puxa a alça horizontalmente ao longo do corpo ❷. Empurre lentamente a perna da frente para retornar à posição inicial. Complete 10 repetições de cada lado.

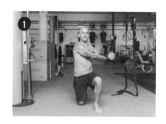
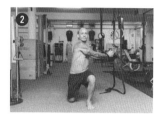

AVANÇO LATERAL PATINADOR:

Posicione os pés em uma postura afastada. Ative o core e dobre os joelhos em um agachamento profundo, depois transfira o peso para um lado em um avanço lateral, de modo que uma perna se estenda para o lado ❶. Mantendo os quadris baixos, transfira o peso para o lado oposto ❷. Repita o movimento deslizante lateral por 20 a 24 repetições. (Você pode adicionar carga segurando um halter com as duas mãos no centro do peito.)

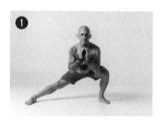
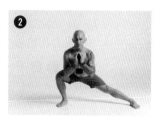

LENHADOR INVERTIDO UNIPODAL COM CABO:

Ajuste o cabo o mais próximo possível do chão. Fique sobre a perna que está mais próxima do aparelho e segure a alça do cabo com a mão mais distante dela, com a outra mão por cima ❶. Ative o core e a coluna, e gire o tronco para longe da coluna do cabo enquanto simultaneamente puxa a alça para cima ao longo do corpo ❷. Mantenha os quadris voltados para a frente ❸. Retorne lentamente à posição inicial e repita 12 vezes de cada lado.

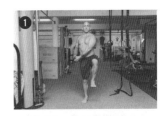
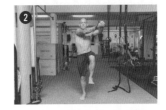
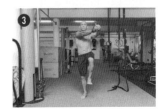

PASSE DE PEITO COM MEDICINE BALL COM FLEXÃO DE QUADRIL:

Ajoelhado em frente a uma parede, sente-se sobre os calcanhares com uma medicine ball levantada ao peito ❶. Dobre-se para a frente nos quadris e lance a bola em direção à parede, estendendo os braços completamente ❷ ❸. Pegue a bola e volte à posição inicial, mantendo a medicine ball levantada ao peito. Complete 12 repetições.

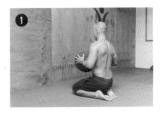
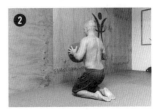
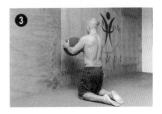

4.
NUTRA SEU CORPO

"Nutra seu corpo." É algo que todos adoram falar. Quem não gosta de uma boa refeição? Mas você também ouve: "Seu corpo é seu templo, você deve cuidar dele." Essas coisas não são mutuamente exclusivas: você pode nutrir seu corpo sem destruir o templo! Dar ao seu corpo os nutrientes adequados, por meio dos alimentos certos, é essencial para o desempenho ideal, saúde intestinal e muito mais. Mais importante, é um dos pilares da longevidade.

Precisamos de comida para sobreviver – e ela também desempenha um grande papel em nosso prazer de viver – mas as pessoas definem "comida" de maneiras diferentes. Como mencionei anteriormente, em vez de seguir uma dieta radical, é muito melhor nos educarmos sobre o que realmente é comida de qualidade e entender exatamente o que estamos colocando na boca. Não estamos falando sobre restrição de calorias; estamos investigando a *qualidade* dessas calorias.

Antes de entrarmos nos detalhes da nutrição, aqui estão algumas coisas para manter em mente:

PRIORIZE ALIMENTOS RICOS EM NUTRIENTES

Sua alimentação deve ser rica em micronutrientes, como vitaminas, minerais e antioxidantes. Esses nutrientes protegem seu corpo de danos celulares e inflamações, que estão ligados a doenças crônicas, como câncer, diabetes e doenças cardíacas. Como regra geral, inclua muitas frutas, vegetais, proteínas magras (ovos, tofu, peixe, peito de frango, carne bovina alimentada com capim) e grãos integrais (arroz integral, quinoa, aveia) para garantir que você esteja obtendo uma ampla variedade de micronutrientes.

HIDRATE-SE, HIDRATE-SE, HIDRATE-SE

A água é *essencial* para uma boa saúde – e para a sobrevivência! Ela nos mantém hidratados, mas também auxilia na digestão, regula a temperatura corporal e amortece as articulações. Procure beber pelo menos de 8 a 12 copos de água diariamente; e mais, se você se exercitar muito ou viver em um clima quente.

NÃO TENHA MEDO DAS GORDURAS

As gorduras certas são um componente essencial de uma dieta saudável. As gorduras saudáveis, como as mono e poli-insaturadas, ajudam o corpo a absorver vitaminas e minerais essenciais, reduzem a inflamação e diminuem o risco de doenças cardíacas. Fontes saudáveis de gorduras incluem abacates, nozes, azeite de oliva e salmão.

CUIDE DO SEU MICROBIOMA

Seu intestino é o lar de centenas de milhões de bactérias que são cruciais para sua saúde geral. Esse grupo de organismos microscópicos é conhecido coletivamente como microbioma. Um microbioma saudável e bem equilibrado ajuda na perda de peso, melhora a função imunológica e reduz a inflamação. Para promover a saúde intestinal, consuma uma variedade de alimentos ricos em fibras, como frutas, vegetais e grãos integrais, e inclua probióticos, como alimentos fermentados, como kimchi e kefir.

EQUILIBRE OS MACRONUTRIENTES

Macronutrientes são os nutrientes que o corpo precisa em maiores quantidades, como proteínas, carboidratos e gorduras. Uma dieta bem equilibrada inclui macronutrientes desses três grupos. As proteínas são essenciais para construir e reparar tecidos; os carboidratos são importantes para a energia; e as gorduras saudáveis são essenciais para o bom funcionamento metabólico.

Na introdução, contei minha jornada em busca de uma melhor nutrição, experimentando diferentes dietas e testando vários alimentos e suplementos. Fazer um exame de sangue me deu uma visão precisa da minha saúde geral. Aprendi quais marcadores estavam baixos; quais estavam altos; e quais medicamentos poderiam me ajudar. Prejudiquei muito meu intestino quando criança ao tomar doses de antibióticos fortes. Felizmente, minha mãe era espanhola, então a maioria dos alimentos que eram preparados em casa eram alimentos espanhóis – frescos, nutritivos e saudáveis. Bem, na maioria das vezes! Nós comíamos muito miúdos – fígado, cérebro, língua, rins e tripas – de tudo. Eu odiava, e toda vez que via minha mãe cozinhando esses órgãos, tentava fugir. Mas não podíamos nos dar ao luxo de desperdiçar uma refeição. Eu tinha que experimentar tudo antes de ser liberado da mesa. O fato é que, se as crianças não forem ensinadas sobre a nutrição correta, elas vão comer besteiras na maioria das vezes. É da natureza humana.

Agora percebo que alguns dos meus problemas de saúde se originaram de uma má digestão e hidratação inadequada (que pode ter sido relacionada ao uso de tantos antibióticos). No meu caso, não era por comer comida de má qualidade! E não era por não comer proteína. É difícil dizer o que estava faltando na minha dieta. Minha família tinha uma pequena fazenda onde íamos nos fins de semana, coletando vegetais e leite frescos e ovos, galinhas e frutas. Minha mãe fazia queijo fresco com as três vacas da propriedade, então, por um processo de eliminação, acredito que meus problemas digestivos provavelmente foram causados pelos antibióticos.

A geração dos meus pais não comia *junk food* ou alimentos geneticamente modificados, então eles não sofriam os outros problemas que podem surgir devido à fabricação de alimentos industrializados. Tudo o que eles comiam era limpo e orgânico. A dieta deles também consistia em menos grãos e nenhum açúcar adicionado. Antes do açúcar processado chegar no século XVI, nossos ancestrais comiam mel, tâmaras e frutas para obter a dose de açúcar. Eu me sinto sortudo por poder ensinar minha filha o que é comida de qualidade, e como comer como seus ancestrais. Já estou vendo a diferença que isso faz em seu desenvolvimento.

Mais tarde descobri que não conseguia digerir proteínas corretamente, que tinha uma quantidade excessiva de *H. pylori* prejudiciais no intestino, níveis baixos de neutrófilos (glóbulos brancos que ajudam a combater bactérias e infecções), além de uma intolerância a laticínios e ovos. Depois de muitos anos de privação de sono por trabalhar de 12 a 16 horas por dia, correndo atrás de meus objetivos, meus níveis de testosterona despencaram.

Qual foi o ponto de virada? Aprendi rapidamente que adquirir o máximo de dados sobre você mesmo, e sua composição química única, é crucial para uma melhor saúde e longevidade. E você pode obter essas informações facilmente com seu médico através de exames de sangue, urina e fezes. Muitos profissionais de saúde ainda recomendam dietas restritivas, mas nem sempre examinam as necessidades específicas de uma pessoa. A comida é um remédio, mas há muita informação conflitante sobre o que é melhor para cada indivíduo.

Comer alimentos "limpos", orgânicos e "de verdade" é uma das melhores maneiras de apoiar nossa saúde geral. Uma boa nutrição nos ajuda a curar, combater doenças e se mover bem à medida que envelhecemos. Ela protege nossa saúde mental contra os estresses da vida e nos torna mais enérgicos e alertas. Mas, para ser claro, o corpo de cada pessoa é diferente; o que meu corpo adora em termos de frequência das refeições, quantidade e composição é provavelmente diferente do que o seu corpo adora. Dito isso, existem algumas diretrizes básicas que se aplicam a quase todos.

Geralmente, funcionamos melhor comendo de três a cinco pequenas refeições por dia, em vez de uma ou duas refeições maiores, pois isso ajuda a estabilizar nossos níveis de açúcar no sangue. Eu pratico regularmente o jejum intermitente (máximo de 16 horas) e, uma vez a cada dois meses, faço um jejum de 24 horas para reiniciar e limpar completamente meu sistema. Também tento comer muitas frutas e vegetais de cores diferentes, pois eles oferecem uma ampla gama de micronutrientes (vitaminas e minerais). Algumas pessoas toleram dietas ricas em grãos; enquanto outras não têm problemas em comer muitos laticínios. Projetar a dieta perfeita para você e seu corpo não é fácil! Há muitos fatores a considerar, então faça as coisas no seu tempo, faça sua pesquisa e descubra o que é melhor para você.

O certo é que uma dieta saudável permitirá que você mantenha a massa muscular e adquira força. Para isso, é essencial monitorar a quantidade de proteína que você ingere. Muitas pessoas sofrem de deficiência de proteína porque as refeições modernas muitas vezes contêm muitos carboidratos e pouca proteína. Comece um diário alimentar e verifique quantos carboidratos você está comendo e compare com a sua ingestão de proteínas. Em geral, as pessoas devem consumir entre 0,8 e 1 grama de proteína por quilo de peso corporal por dia. Todos têm necessidades diferentes de proteína, mas 100 gramas deve ser a meta para a maioria das pessoas. Você precisará comer mais se for uma pessoa muito ativa ou um atleta competitivo – entre 1,2 e 2 gramas por quilo de peso corporal. Pessoas menos ativas podem consumir menos. Eu peso cerca de 76 quilos e, sendo muito ativo, preciso consumir entre 1,5 e 2 gramas de proteína por quilo de peso corporal, ou cerca de 150 gramas por dia.

Minha dieta incorpora aspectos das dietas mediterrânea e paleo e inclui:

- Alta proporção de alimentos de origem vegetal, incluindo vegetais, frutas, legumes, nozes, sementes, grãos integrais, ervas, especiarias e azeite de oliva.
- Frutos do mar e peixes (frescos, pescados de forma sustentável).
- Carne vermelha (orgânica, de animais criados ao ar livre e alimentados com capim).

- Comida japonesa é ideal para mim, pois tipicamente inclui muitos frutos do mar frescos, peixe, arroz, macarrão, sopa (caldo) e vegetais.

Tento evitar comer os seguintes alimentos:

- Produtos lácteos (exceto uma porção ocasional de queijo de cabra).
- Massas, pizza, arroz branco e pão. Faço isso principalmente para reduzir minha ingestão de glúten.
- Açúcares refinados.
- Ovos, porque descobri que tenho intolerância a eles. Ainda assim, como um por semana sem problemas, mas os sintomas aparecem quando os consumo com mais frequência.
- Cereais.
- Carnes processadas.

Costumo comer uma ou duas fatias de um bom pão de fermentação natural, ou pão sem glúten a cada seis semanas. Como uma excelente pizza assada em forno a lenha a cada 8 a 10 semanas, em uma pizzaria que conheço bem e onde usam produtos de alta qualidade e super frescos. Como arroz branco a cada 2 a 3 semanas no sushi, mas se o restaurante tiver a opção de sushi com arroz integral, eu escolho essa opção, embora geralmente prefira sashimi e sopas. Se como chocolate, escolho chocolate amargo com 85% de cacau ou uma opção vegana. Minha fraqueza é sorvete! Eu adoro, mas só posso comer sorvete sem lactose (opção vegana) por causa da minha intolerância.

Seu corpo não funcionará tão bem quanto poderia se você comer exatamente a mesma coisa todos os dias, então tente variar entre duas a três opções diferentes de café da manhã, almoço, jantar e lanches por semana para diversificar. Seja criativo e logo você começará a ver resultados apenas reduzindo alguns dos alimentos que você sabe que não são saudáveis ou que causam uma reação ruim, substituindo-os por opções de melhor qualidade. Pesquisas conduzidas pelo American College of Sports Medicine afirmam que dietas à base de plantas, ricas em alimentos orgânicos não refinados, são as melhores para melhorar a saúde, longevidade, função imunológica e saúde cardiovascular.

Espero que agora você comece a entender a importância do equilíbrio e da moderação quando se trata de nutrição. Compreenda, respeite e descubra o que é melhor para você e seu corpo, e aprenda quais hábitos ruins precisam ser enfrentados! Não tenha medo de experimentar novos alimentos e planos alimentares; às vezes, você precisa mudar sua rotina para encontrar a melhor dieta para você. Seja curioso sobre a química do seu corpo e esteja disposto a aprender e tentar coisas novas.

Antes de começar um novo plano nutricional, faça uma avaliação de tudo o que você coloca no corpo. (Você precisará reservar algum tempo na sua agenda para planejar os ajustes que pretende fazer.) Dependendo do seu nível de atividade e objetivos, sugiro testar a nova rotina por pelo menos duas a quatro semanas. Isso não significa se privar de alimentos ou parar de se divertir, mas incluir alimentos frescos e de alta qualidade enquanto evita alimentos não saudáveis (*junk food*, *fast food*, alimentos açucarados, alimentos ultraprocessados) e bebidas como álcool e café. Você pode seguir os princípios da paleo ou da cetogênica, ou adotar uma abordagem vegetariana ou vegana, dependendo de quem você é, do que seu corpo precisa, do que você gosta e dos objetivos específicos que definiu para si mesmo.

Por exemplo, eu não paro de comer carboidratos totalmente. Tento encontrar carboidratos de melhor qualidade ou gorduras de alta qualidade para me dar energia e ajudar meu corpo a se recuperar. Também como uma boa quantidade de proteína antes e depois do treino. Mas não como massas, pães, arroz ou outros grãos processados. Se eu encontrar uma excelente opção de pão de banana sem glúten e vegano, posso comê-lo após o treino ou na hora do jantar. Por quê? Carboidratos à noite são bons para o sistema nervoso parassimpático, aquela rede de nervos que promove o relaxamento após um período de estresse ou perigo. Ele diminui a frequência cardíaca e respiratória, reduz a pressão arterial e promove a digestão. Quanto mais tempo passamos na fase parassimpática, mais saudáveis seremos. E os carboidratos são uma boa maneira de conseguir isso.

O engraçado (e divertido) é que, quanto mais você sabe sobre como seu corpo funciona, qual o melhor horário para comer, sua fisiologia e como e quais exercícios complementam seu plano nutricional, você poderá comer tudo o que gosta no momento certo e da maneira certa. A vida se torna muito mais agradável do que apenas evitar coisas que não funcionam para você ou são nutricionalmente pobres. Por exemplo, quando você termina uma sessão de treino intensa, pode comer uma grande colher de mel, um bolo vegano cru ou um pouco de sorvete, talvez até uma pizza assada em forno a lenha. Por quê? Porque você precisa reparar os danos no tecido muscular que pode ter sofrido durante o treino e reabastecer a insulina que você perdeu. Não há problema em comer carboidratos de qualidade, proteínas e gorduras saudáveis após um treino.

Os seres humanos são "caçadores de sabores". Estamos sempre em busca de gostos satisfatórios que podem não ser bons para nós, como alimentos açucarados e ultraprocessados. A boa notícia é que podemos satisfazer esses desejos comendo alimentos de qualidade que contenham ingredientes frescos, orgânicos e açúcares *naturais*.

Algumas pessoas não vivem em uma área onde alimentos de boa qualidade, de criação livre ou orgânicos sejam acessíveis ou baratos. Morei em Londres em 2004-2005 – um lugar cinza e frio, onde não faltam opções de *fast food* e pubs – mas, vasculhando os subúrbios em busca de mercados e lojas orgânicas, consegui encontrar frutas e vegetais frescos e acessíveis, além de peixe, frango e carne. Não era sempre fácil, mas *era* possível!

Atualmente, a maioria dos grandes supermercados nas grandes cidades oferece uma variedade de opções orgânicas saudáveis. Na maioria das cidades e vilas, você também encontrará restaurantes vegetarianos, que geralmente dão grande ênfase à qualidade dos produtos. Explore sua área, experimente diferentes produtos na sua culinária e adote esses novos e melhores hábitos!

Por quê? Porque é difícil errar ao comer alimentos inteiros e não processados, exatamente como a natureza os criou. A principal armadilha em que as pessoas caem é comer coisas que são ricas em calorias, mas pobres em nutrientes. É por isso que, para mim, é essencial monitorar a qualidade e a quantidade de alimentos que consumo antes e depois do treino, mesmo quando interrompo o jejum, para garantir que estou recebendo bons nutrientes e as calorias certas para me recuperar, melhorar e me manter no caminho para uma maior longevidade.

MELHORE UM POR CENTO A CADA DIA – SEM DESCULPAS!

Viajar é uma das minhas paixões, e ter uma base alimentar sólida significa que posso me adaptar onde quer que eu esteja. Se estou em uma viagem de surfe em uma ilha isolada, tento comer frutos do mar, peixe, frutas, vegetais e qualquer outro tipo de carboidrato e proteína disponíveis. Embora a fonte desses nutrientes possa mudar, a maioria das culturas reconhece a importância de manter o equilíbrio nutricional em sua dieta. Além de fazer escolhas alimentares sábias, também suplemento minha dieta com:

Creatina (3 a 5 gramas por dia): um aminoácido que melhora a força, ajuda a reter água e mantém uma boa hidratação dos músculos. Também é uma fonte adicional de energia para combater a fadiga, auxilia na recuperação muscular e é um composto essencial para o cérebro, ajudando a restaurar os níveis de energia e oxigênio.

EAAs (aminoácidos essenciais): são necessários porque o corpo não os produz por conta própria. Devemos consumi-los por meio de uma dieta especial ou suplementos. Eles auxiliam no crescimento muscular e na recuperação. Converse com seu médico sobre eles.

Super greens **(sucos verdes):** um suplemento que nutre o intestino pela manhã com uma boa dose de antioxidantes, prebióticos, anti--inflamatórios e mais.

Spirulina: esse tipo de alga azul-verde tem propriedades antioxidantes e anti-inflamatórias, ajuda no controle do açúcar no sangue, promove a longevidade, reduz a pressão arterial, é rica em vitaminas e minerais essenciais para manter o sistema imunológico saudável, aumenta a produção de glóbulos brancos e anticorpos que combatem vírus e bactérias no corpo, melhora a saúde intestinal e muito mais.

Acetil-L-carnitina (1 a 1,5 gramas por dia, melhor tomada de manhã em jejum): um aminoácido encontrado em quase todas as células do corpo. Também é encontrado em carne vermelha e, em menores quantidades, em carne branca (frango e peixe), leite, abacates e aspargos. A acetil-L-carnitina ajuda a metabolizar a gordura em energia e no funcionamento das células do sistema nervoso central. Também melhora a memória, a função mental, o humor e a entrega de energia às células.

Zinco: um mineral traço, o que significa que o corpo precisa de apenas uma pequena quantidade. Tomo 8 a 11 miligramas por dia. O zinco é essencial para o desenvolvimento das células, construção de proteínas, cicatrização de tecidos danificados e apoio a um sistema imunológico saudável.

Magnésio citrato: essencial para ajudar os músculos e nervos a funcionarem corretamente e mantém os níveis de açúcar no sangue e a pressão arterial em níveis razoáveis. Pode ser tomado diariamente, mas não mais que 400 miligramas.

L-glutamina: tomo este aminoácido essencial para ajudar na digestão e manter o revestimento do intestino saudável, o que é particularmente importante, dado meus problemas digestivos passados. Também ajuda a remover produtos residuais do corpo, fortalece o sistema imunológico e auxilia na recuperação muscular e na função cerebral. Geralmente, podemos produzir glutamina suficiente com uma dieta adequada, mas às vezes é útil complementá-la com suplementos. A glutamina, como aminoácido, atua como um bloco de construção para a produção de proteínas no corpo para a recuperação muscular. Tomo 5 gramas todas as noites antes de dormir. Algumas pesquisas mostram que é aceitável tomá-la mais frequentemente.

Suplementos de proteína: mantenho suplementos de proteína em pó à mão caso precise substituir uma refeição ou se quiser um smoothie (um shake de frutas); caso contrário, prefiro meus EAAs (aminoácidos essenciais).

Logo após minha rotina matinal (geralmente 60 a 90 minutos após acordar), faço o seguinte:

- Misturo meus *super greens* (1 colher) com 1 grama de L-carnitina, 5 gramas de creatina e seis comprimidos de spirulina.
- Tomo meus EAAs se vou surfar ou treinar cedo.

Antes de dormir:

- Tomo zinco e magnésio.
- Em seguida, tomo meus EAAs para ajudar na recuperação.

Posso tomar outros suplementos após um dos meus exames de sangue semirregulares, como vitaminas B12, D e outros, se necessário. Também posso tomar beta-alanina para melhorar meu desempenho, aumentar minha capacidade durante o treino e diminuir a fadiga muscular. Ela tem antioxidantes para melhorar o sistema imunológico, com indícios de que ajuda na longevidade. Tomo apenas 1 a 3 gramas por dia. Você também pode obter beta-alanina de alimentos como carne, frango e peru.

Esses são os suplementos que eu tomo, mas os seus serão diferentes, dependendo das necessidades do seu corpo, suas deficiências e sua carga de exercícios. Converse com seu médico, nutricionista ou naturopata sobre o que é melhor para você.

Sou uma pessoa muito ativa, treino de cinco a sete dias por semana – surfe, jiu-jítsu brasileiro, ioga, pratico meus movimentos, treino com pesos – enquanto também estudo, escrevo e medito. Tenho que equilibrar o físico e o mental, então tento ser inteligente com meu dia para que meu corpo não se desfaça, e minha mente não fique fadigada. Após muitos anos experimentando diferentes tipos de suplementos (e jogando muito dinheiro pelo ralo), estou confiante com o que tomo agora, mas a pesquisa nunca para, e estou sempre aberto a novas ideias. Você também nunca deve parar de aprender o que o mantém em forma e saudável. Se você parar, limita-se a si mesmo e ao seu conhecimento.

Mais uma vez, deixe-me enfatizar que antes de tomar qualquer suplemento, converse com seu médico, nutricionista ou naturopata e considere fazer um exame de sangue. Gosto de verificar os seguintes marcadores sanguíneos a cada seis meses:

- Todos os níveis hormonais – testosterona, HGH, DHEA, cortisol e outros (as mulheres podem fazer os mesmos testes relacionados a elas).
- Função da tireoide.
- Níveis de colesterol.
- Função hepática.
- Função renal.
- Níveis de vitaminas essenciais.

Outros testes que fiz com menos frequência, ou apenas uma vez conforme orientado, incluem:

- Teste de tipo sanguíneo (para saber qual é o seu tipo sanguíneo e pesquisar dietas às quais você pode responder melhor).
- Teste ancestral (saliva). Confirmar minha composição genética me colocou no caminho certo para experimentar alimentos que meus ancestrais poderiam ter comido.

- Teste de alergia alimentar. Eu sabia que não podia comer laticínios ou ovos, mas depois de alguns anos limpando meu sistema, pude voltar a comer pequenas quantidades. Sempre saiba de onde vem o seu alimento (de criação livre, orgânico etc.).

Se parece que há muita coisa envolvida em montar seu próprio plano nutricional, você está certo! Como em qualquer busca, o conhecimento é poder, e esse conhecimento nem sempre é fácil de adquirir. Mesmo assim, precisamos desse tipo de compreensão fundamental de nosso corpo, de quem somos em um nível químico e sob quais condições temos mais chances de prosperar. Você não começa uma dieta porque alguém que você segue postou nas redes sociais e todo mundo está aderindo. É essencial obter alguma orientação primeiro. Como sempre digo, é melhor ser preciso desde o início para se colocar no caminho certo para a longevidade.

Se você quiser fazer alguns ou todos os testes mencionados, certifique-se de conversar com seu médico ou nutricionista. Eles irão prescrevê-los e ajudá-lo a dar os primeiros passos.

A IMPORTÂNCIA DA HIDRATAÇÃO E DA SAÚDE INTESTINAL

Não devemos esquecer o alimento mais essencial do mundo: água! Os seres humanos podem sobreviver duas semanas no deserto sem comida, mas não podem sobreviver três dias sem água. Por quê? Bem, a água é essencial por muitos motivos:

- Entrega nutrientes para as células.
- Regula a temperatura corporal.

- Lubrifica as articulações.
- Previne infecções.
- Reduz inflamações.
- Melhora a qualidade do sono.
- Melhora a cognição.
- Melhora o humor.
- Ajuda na digestão eficiente.
- Promove processos de cura.
- Melhora o desempenho cerebral (desidratação leve – mesmo com uma perda de apenas 2% – pode afetar a memória, o humor, a concentração e o tempo de reação).
- Aumenta os níveis de energia e vitalidade.
- Direciona a função renal e elimina resíduos e impurezas do corpo (desintoxicação).
- Contribui para a saúde do coração.
- Ajuda no controle de peso.
- Melhora a saúde da pele.

A fadiga é um dos primeiros sinais de desidratação. Se você se sentir lento e cansado no meio do dia, pode não estar bebendo água suficiente. Você precisa começar a beber água assim que acordar. Quando você está desidratado, seu coração precisa trabalhar mais para bombear o sangue oxigenado por todo o corpo. O mesmo acontece com os outros órgãos – eles funcionam de forma menos eficiente quando você está desidratado. É um conceito simples, mas curiosamente difícil de seguir!

Quando peço aos meus clientes para beberem mais água, eles reclamam de ter que ir ao banheiro o tempo todo – ou me falam sobre a cor da urina deles! Se você está indo ao banheiro o tempo todo, isso significa que seu corpo está tentando se adaptar à quantidade de água que você está bebendo. Se você beber a quantidade certa, seus outros sistemas se regularão. Em breve, você será uma nova pessoa com um novo hábito saudável em seu arsenal – algo que é tão fácil de fazer. De modo geral, quanto mais clara for a cor da sua urina, mais hidratado você está.

Então, se você está ficando irritado com pequenas coisas, sentindo--se cansado ou irritadiço, por favor, pegue uma garrafa de água, e *não* um refrigerante açucarado ou mesmo alguns sucos de frutas (que muitas vezes são apenas água açucarada com a fibra removida). Mesmo os menores desequilíbrios podem afetar a forma como você funciona. Sempre mantenho algumas garrafas de água na minha mesa ou ao meu lado quando estou treinando para me lembrar de me hidratar ao longo do dia.

A falta de sono, dores de cabeça e enxaquecas também podem ser desencadeadas pela desidratação. Estudos publicados no *European Journal of Neurology* mostram que beber mais água ajuda a reduzir os sintomas e a frequência das dores de cabeça. Quando você começa a se desidratar, seu cérebro encolhe ligeiramente, o que pode afetar a memória de curto prazo e a clareza mental. O cérebro é um órgão gorduroso e precisa de água para funcionar corretamente.

A hidratação também afeta sua saúde intestinal e os movimentos intestinais. Se você não beber água suficiente, o cólon retira água das fezes, o que pode levar a desconforto e constipação. E, embora todos apreciemos uma bebida gelada, a água *morna* é realmente muito melhor para uma digestão saudável. Ela melhora a função intestinal, ajudando a quebrar adequadamente seus alimentos.

Lembre-se de que, quando você come uma refeição grande, seu intestino precisará de *duas vezes mais* água para digerir e processar o alimento. Se você sentir desconforto ou constipação, pense em comer refeições menores e beber dois a três copos de água 10 a 15 minutos *antes* da refeição e, em seguida, dois copos 10 minutos *após* a refeição.

Mas exatamente *quanta* água você deve beber por dia?

Isso varia de pessoa para pessoa, mas tenho uma fórmula simples: pegue seu peso corporal em quilos e multiplique esse número por 0,033, e você terá a quantidade aproximada de água que deve beber em um dia normal em litros. (Se você está treinando, ou se está particularmente quente lá fora, ou se você mora em algum lugar que é quente o ano todo, você deve aumentar essa quantidade.)

Eu peso cerca de 76 quilos, então 76 × 0,033 = 2,5 litros. Eu deveria estar bebendo no mínimo 2,5 litros de água por dia, em média. De fato, um estudo recente da Autoridade Europeia para a Segurança dos Alimentos (EFSA) [European Food Safety Authority] sugere que a ingestão de água em um dia sem treino deve ser de *pelo menos* 2,5 litros para homens e 2 litros para mulheres.

Mas se lembre de que, após o exercício, além de repor a água que perdemos, também precisamos restaurar nossos níveis de sódio. O sódio pode ser reposto pela dieta. O sal marinho celta, além de ser o sal de maior qualidade que pode ser colhido, tem um sabor superior que realça o perfil natural da maioria dos alimentos. Contém minerais alcalinizantes e é adequado para energizar e repor eletrólitos. Também ajuda a combater infecções bacterianas e auxilia na digestão.

ÁLCOOL

Infelizmente, o álcool realmente prejudica sua vitalidade diária e sua capacidade de desempenho! Cerveja, vinho e destilados não são apenas ricos em calorias, mas alguns tipos de álcool inibem a oxidação de gordura, aumentando a gordura corporal indesejada, que se torna cada vez mais difícil de perder à medida que envelhecemos. Além disso, o álcool desidrata você (ressaca, alguém?). Ele é conhecido como um "diurético" e faz com que seu corpo remova fluidos do sangue através do sistema renal (rins, bexiga e ureteres). Isso acontece muito mais rápido do que você imagina. Se você não beber água suficiente junto com o álcool, ficará desidratado muito rapidamente.

É importante lembrar que nosso corpo não consegue digerir o álcool. Ele passa rapidamente para a corrente sanguínea e chega a todas as partes do corpo, afetando primeiro o cérebro, depois os rins, pulmões e fígado. O efeito depende de uma variedade de fatores: idade, estilo de vida, gênero e o tipo de álcool que você está consumindo. O álcool não digerido fica no estômago, o que é realmente ruim para a saúde intestinal.

Eu já não bebo muito. Os possíveis contratempos para minhas rotinas e metas atléticas tornam isso muito menos empolgante do que quando eu era mais jovem. Nas raras ocasiões em que tomo uma bebida, opto por uma taça de vinho tinto orgânico de boa qualidade, sem conservantes.

Estou sugerindo que você pare completamente de beber ou de socializar com seus amigos? Claro que não. O que posso dizer com certeza é que quanto menos álcool você beber, melhor será para sua saúde, bem-estar e longevidade geral. Portanto, tente moderar o consumo de álcool ou limitá-lo a um nível responsável em ocasiões em que estiver socializando ou comemorando. Incorporar dias, semanas e até meses sem álcool na sua rotina permitirá que seu fígado e rins se recuperem e eliminem as impurezas. Sei que não é fácil, mas experimente – você não vai se arrepender!

SAÚDE INTESTINAL

Cuidar da sua saúde interna se resume a duas coisas: AME SEU FÍGADO e NUTRA SEU INTESTINO!

Devemos cuidar do fígado e do intestino e garantir que eles estejam funcionando da melhor forma possível. Mencionei anteriormente meus problemas digestivos quando era jovem, o que me levou a começar a pesquisar sobre a funcionalidade, saúde e desempenho intestinais e o "mindset" do intestino. Meu interesse em como o fígado funciona surgiu em parte por causa dos problemas de saúde da minha mãe. Aprendi como um fígado disfuncional pode causar muitos problemas para o resto do corpo, afetando tudo, desde os seus sonhos até seus pulmões.

O intestino humano é muito mais complexo do que pensamos. Três quartos do seu sistema imunológico estão localizados dentro do trato digestivo, e todo o seu sistema imunológico é protegido por um revestimento intestinal frágil, com apenas uma célula de espessura, chamado epitélio. Se esse revestimento for danificado ou comprometido, micróbios e toxinas podem se espalhar rapidamente por todo o corpo. Quando isso acontece, você pode desenvolver alergias a alimentos que normalmente seria capaz de digerir; ou pode se tornar mais frágil e propenso a adoecer. Seu sistema imunológico também pode se tornar hiperativo, levando à inflamação.

Como sabemos agora, seu intestino é o lar de um vasto ecossistema, repleto de muitos organismos, coletivamente conhecidos como microbioma. Cerca de quinhentos milhões de diferentes tipos de bactérias vivem apenas na sua região digestiva! Elas produzem vitaminas e outros compostos curativos, ajudam na digestão dos alimentos, equilibram nossos hormônios e eliminam toxinas. Se seu microbioma for comprometido, pode afetar o funcionamento do cérebro e realmente mexer com seu humor. Já ouviu a expressão "Sinto frio na barriga quando estou nervoso"? Seu intestino está conectado ao cérebro através de um cabo neural chamado nervo vago, um longo nervo craniano que vai do tronco cerebral, passando pelo pescoço e tórax, até o abdômen. Chamamos isso de conexão cérebro-intestino, e há algumas coisas realmente importantes a saber sobre ela:

- Quando ansiosas, algumas pessoas comem demais, e o corpo começa a produzir substâncias químicas que causam bem-estar, criando um ciclo vicioso em que você acredita que a comida e a "comida de conforto" são a solução para seus problemas.
- Comer mais aumenta os sintomas de estresse.
- Se você comer algo ao qual tem intolerância, a inflamação intestinal pode causar problemas comportamentais.
- Má digestão pode fazer com que você se sinta lento e menos capaz de processar informações.

Portanto, uma das coisas mais importantes ao tentar melhorar desempenho, longevidade e qualidade de vida em geral é cuidar da saúde intestinal. E isso significa amar o seu fígado!

O fígado desempenha uma função extremamente importante na digestão. Quando comemos, o intestino move todos os subprodutos tóxicos dos alimentos para o fígado para serem processados. Mas as toxinas podem se acumular rapidamente no intestino, fígado e vesícula biliar se esses órgãos não estiverem funcionando corretamente. Por isso, é crucial saber se eles estão saudáveis. Se não estiverem, você pode experimentar náusea pós-refeição, inchaço, indigestão, fezes gordurosas, constipação, crescimento excessivo de bactérias, atividade tireoidiana baixa, fome constante e irregularidades no açúcar no sangue. Então, lembre-se do que eu disse anteriormente: AME SEU FÍGADO e NUTRA SEU INTESTINO!

Se apenas um desses órgãos ou sistemas falhar, os efeitos podem ser desastrosos, resultando em vários tipos de problemas de saúde, que não serão fáceis de resolver.

A grande lição aqui é prestar atenção ao seu sistema digestivo e ao que você está comendo e bebendo. Faça as escolhas alimentares certas e nutra seu intestino para uma boa saúde interna. A maioria das pessoas tende a se preocupar apenas com o que está do lado de fora – levantando pesos para construir massa muscular e aumentar a definição, ou fazendo dietas malucas e insustentáveis para perder peso. Mas isso pode realmente torná-lo menos saudável e mais fraco.

Um intestino saudável contém um equilíbrio de boas e más bactérias. Quando o equilíbrio está adequado, você se sente melhor, vigoroso e energizado – o que não é surpresa, já que a vasta maioria da serotonina do corpo é produzida nos intestinos. Lembre-se de que a serotonina é a substância química do "bem-estar" do corpo. Ela leva mensagens das células nervosas do cérebro para o resto do corpo. A serotonina pode elevar seu humor, melhorar a qualidade e a duração do sono, ajudar na digestão dos alimentos e na expulsão de toxinas, promover a cicatrização celular, a saúde óssea e a coagulação sanguínea, e até mesmo aumentar a libido.

No entanto, se você não tiver um intestino saudável, seu corpo terá dificuldades para se livrar das toxinas e você poderá experimentar uma queda nos níveis de serotonina. Isso pode causar problemas como fadiga crônica e inflamação. Você também pode sofrer de:

- *Brain fog* (névoa mental).
- Diarreia.
- Constipação.

- Gases.
- Dor nas articulações.

Portanto, considere o cérebro como o "segundo intestino", pois ambos os órgãos e sistemas estão intimamente ligados. Se o seu intestino não estiver funcionando como deveria, seu cérebro também terá dificuldades.

Curar e manter uma boa saúde intestinal exige tempo, comprometimento, foco, dedicação e consistência. Não existe uma pílula mágica!

Aqui está meu *checklist* para garantir que você tenha um intestino saudável e forte:

- Mantenha uma dieta de alimentos frescos.
- Coma alimentos fermentados, como kimchi, chucrute, iogurte ou kefir (uma bebida fermentada de leite).
- Tenha uma boa noite de sono.
- Consuma micronutrientes – como polifenóis (frutas, vegetais, chá, chocolate amargo) e alimentos ricos em fibras (sementes, grãos integrais).
- Hidrate-se, hidrate-se, hidrate-se!
- Coma devagar (mastigue bem os alimentos).
- Adicione um bom suplemento à sua rotina que contenha prebióticos e probióticos (como *super greens*).
- Tome L-glutamina para manter um revestimento intestinal saudável.
- Tente reduzir seus níveis de estresse através de atividades como meditação, caminhadas, massagem, ioga, sauna etc.
- Pratique o jejum intermitente.

Agora que abordamos as razões pelas quais você precisa de um intestino saudável, vamos dar uma olhada em alguns tipos de dieta que ajudarão você a alcançar – e manter – esse objetivo!

QUATRO DIETAS SAUDÁVEIS PARA O INTESTINO (PALEO, MEDITERRÂNEA, À BASE DE PLANTAS E CETOGÊNICA)

A dieta paleo

Esse tipo de dieta foca em alimentos que os humanos poderiam ter comido durante a era Paleolítica (aproximadamente 10 000 a.C. e antes). A versão moderna da dieta paleo inclui:

- Frutas.
- Vegetais.
- Carnes magras.
- Peixes.
- Ovos.
- Nozes e sementes.

A ideia por trás dessa dieta é que nossos genes não mudaram suficientemente, ao longo dos milênios, para que possamos digerir adequadamente todos os alimentos modernos, que evoluíram desde que a agricultura começou. Embora a agricultura tenha trazido inúmeros benefícios e permitido o crescimento das civilizações, a agricultura em escala industrial pode ser problemática, pois os animais frequentemente se alimentam de grãos geneticamente modificados, são frequentemente tratados com hormônios e outros produtos químicos para promover o crescimento, e muitas culturas são artificialmente estimuladas para crescer mais rápido. Além disso, a agricultura moderna tornou os laticínios mais amplamente disponíveis e mais baratos do que nunca. Essas discrepâncias no que somos biologicamente capazes de digerir contribuem para a obesidade, diabetes, o mau funcionamento intestinal e doenças cardíacas nos humanos modernos.

Se você quiser aprender mais sobre a dieta paleo, recomendo altamente um dos melhores pesquisadores da área, Dr. Chris Kresser, autor de *The Paleo Cure* (disponível em: www.chriskresser.com, acesso em: 25 mar. 2025).

Geralmente, as pessoas que seguem a dieta paleo evitam:

- Grãos (trigo, aveia, cevada).
- Leguminosas (feijão, lentilha, amendoim).
- Produtos lácteos.
- Sal adicionado.
- Vegetais ricos em amido (milho, ervilha, batatas brancas).
- Alimentos ultraprocessados (salgadinhos, biscoitos, refeições prontas etc.).

Prós da dieta paleo incluem:

- Eliminação de carboidratos refinados e brancos.
- Introdução de muitos vegetais.
- Eliminação de alimentos processados.
- Uso apenas de açúcares naturais.
- Incentiva o consumo de carne orgânica e de criação livre (peixes, ovos, frango).
- Potencial perda de peso associada ao consumo do tipo certo de calorias na quantidade certa.

Contras da dieta paleo incluem:

- Embora seja antiga, a ciência por trás dela ainda está em desenvolvimento.
- Todas as dietas muito restritivas dependem de disciplina e tendem a ser difíceis de manter no longo prazo. Isso pode fazer com que você volte rapidamente a hábitos alimentares inadequados.
- Pode ser cara.

Incorporar aspectos da dieta paleo é apenas uma parte do meu regime geral de bem-estar. O importante é encontrar o equilíbrio certo para o seu corpo. Moderação, consistência e bom senso são fundamentais!

A dieta mediterrânea

Esta dieta é baseada nas culinárias tradicionais da Grécia, Itália, Espanha, Marrocos e outros países banhados pelo mar Mediterrâneo. Ela chamou a atenção dos pesquisadores na década de 1950, quando essas populações foram observadas por estarem em melhor saúde geral, com menores taxas de doenças cardiovasculares e metabólicas, além de maior longevidade. A dieta mediterrânea vai além da alimentação, é um estilo de vida.

A dieta mediterrânea foca em alimentos de origem vegetal, como grãos integrais, vegetais, leguminosas, frutas, nozes, sementes, ervas, peixes, azeite de oliva e especiarias. Dentro da bacia do Mediterrâneo, que os historiadores chamam de "berço da civilização", ocorreu grande parte da história do Mundo Antigo. Mais tarde, durante a Idade Média, as dietas gregas e romanas – que incorporavam pão, vinho e produtos à base de óleo (os símbolos da cultura rural e da agricultura), junto com queijo de cabra, vegetais, um pouco de carne e muito peixe e frutos do mar – tornaram-se cada vez mais difundidas.

Não é surpresa que pessoas ricas em todo o mundo ainda adoram peixes (fritos em azeite de oliva ou grelhados) e frutos do mar, especialmente ostras cruas ou cozidas. Nos tempos antigos, os pobres e escravos só podiam se dar ao luxo de comer pão. Eles tinham que sobreviver com apenas meio quilo de azeitonas e azeite de oliva por mês, junto com um pouco de peixe salgado e, em raras ocasiões, um pouco de carne.

O belo aspecto da dieta mediterrânea tradicional é que ela oferece uma culinária rica em cores, aromas e memórias, proporcionando o sabor e o espírito daqueles que viveram em harmonia com a natureza por muito tempo. Esse foco em produtos de qualidade, e em viver uma vida equilibrada e holística, é um componente importante na construção de hábitos saudáveis e no aumento da longevidade. A dieta mediterrânea prova que a combinação de sabor e saúde é um objetivo que todos podem buscar e incorporar em sua rotina.

Alimentos-chave para consumir como parte da dieta mediterrânea:

- Frutas vermelhas (ricas em fibras e antioxidantes eficazes).
- Nozes.
- Azeite de oliva extravirgem.
- Iogurte grego sem açúcar.
- Grãos integrais, como quinoa.
- Berinjela.
- Verduras folhosas.
- Leguminosas, como grão-de-bico (*homus*).

Agora você entende por que sigo principalmente a dieta mediter-rânea – com elementos da dieta paleo! A única mudança que faço é reduzir a quantidade de grãos complexos que consumo.

A dieta à base de plantas (vegana e vegetariana)

Esta dieta (surpresa, surpresa!) foca em alimentos derivados prin-cipalmente de plantas, como frutas e vegetais, além de nozes, sementes, óleos, grãos integrais, feijões e leguminosas. A dieta à base de plantas tem muitas restrições – nomeadamente a exclusão de todas as carnes e produtos de origem animal. Muitas pessoas hoje em dia praticam uma dieta flexitariana, que combina uma dieta predominantemente à base de plantas e seus muitos benefícios com o consumo ocasional de carne e outros produtos de origem animal. A melhor maneira de pensar nesta abordagem é como uma dieta mediterrânea com a base no consumo de plantas, sendo, portanto, muito bem equilibrada. Flexitarianos geralmente não comem carne mais do que algumas vezes por semana, embora isso obviamente dependa da preferência individual.

Em termos de benefícios para a saúde, uma dieta à base de plan-tas bem equilibrada pode melhorar nosso desempenho físico devido aos altos níveis de carboidratos complexos e à alta concentração de antioxidantes e fitoquímicos. No entanto, alguns alimentos à base de plantas são mais baixos em nutrientes essenciais, como ferro, zinco e proteína, porque contêm fatores antinutricionais como fitato (fósforo) e taninos. Certos nutrientes só podem ser adquiridos pelo consumo de produtos de origem animal, como:

- Creatina, que aumenta a potência muscular e melhora a função cognitiva.

- Taurina, que pode desempenhar um papel na prevenção de doenças cardíacas.
- Vitamina B12, que mantém as bainhas saudáveis que protegem os neurônios no cérebro.
- Carnosina, que melhora a atividade antioxidante no cérebro.
- DHA, que é um ácido graxo ômega-3 vital para o desenvolvimento cognitivo adequado e a função das membranas celulares.

A dieta à base de plantas tornou-se muito popular nos últimos anos por seus benefícios à saúde e pelo impacto positivo percebido no desempenho atlético. Também é *drasticamente* melhor para o planeta, dadas as enormes quantidades de gases de efeito estufa produzidas por fazendas de carne e laticínios, e as vastas áreas de terra que precisam ser desmatadas para pastagens. Vegetarianos e veganos podem consumir a quantidade certa de proteína e ferro se comerem leguminosas (por exemplo, lentilhas, grão-de-bico, feijões, produtos de soja), nozes, sementes e produtos à base de plantas sem carne. Você deve planejar bem suas refeições, e não se esquecer de tomar os suplementos corretos para garantir que não esteja perdendo nenhuma vitamina ou mineral essencial.

Recomendo uma dieta predominantemente à base de plantas, mas equilibrada com alguma carne, peixe, frutos do mar e outros produtos de origem animal de vez em quando.

A DIETA CETOGÊNICA (KETO)

A dieta cetogênica, ou "keto", foi introduzida por médicos na década de 1920 como parte de um tratamento para epilepsia. Por duas décadas, essa terapia foi amplamente utilizada, mas perdeu popularidade com a introdução de tratamentos medicamentosos modernos. Nos últimos 15 anos, houve um ressurgimento dessa dieta, e ela continua sendo objeto de muito interesse científico, especialmente no tratamento do microbioma intestinal e em crianças com epilepsia.

A dieta cetogênica é rica em gorduras, mas baixa em carboidratos. Seus defensores acreditam que é a maneira perfeita de perder peso, melhorar a cognição e aumentar a resistência física. No entanto, o corpo de algumas pessoas não funciona bem em uma dieta cetogênica. Alguns têm problemas genéticos para metabolizar e utilizar gordura. Você pode não se beneficiar de estar em um estado constante de cetose (quando o corpo queima gordura para obter energia em vez de glicose). Algumas pessoas se saem melhor em uma dieta com baixo teor de gordura ou em uma dieta ao estilo mediterrâneo, rica em gorduras monoinsaturadas, como o azeite de oliva.

Sempre que tentei a dieta cetogênica, meu corpo acumulou gordura ao redor da cintura. Gosto dos elementos de jejum da dieta cetogênica e adoro meus *bulletproof coffees* [cafés "à prova de balas"], que misturam gorduras de qualidade. Quando estou em dieta cetogênica, sinto-me enérgico pela manhã e nunca sinto fome. A sede do Ultimate Fighting Championship (UFC) nos Estados Unidos recomenda a dieta cetogênica para ajudar os lutadores a se recuperarem de lesões cerebrais após as lutas, pois o cérebro precisa de gordura. Pessoalmente, não evito gorduras – só não as coloco como o principal alimento no prato. Com meus frequentes jejuns, baixa ingestão de açúcares processados e alimentos ricos em amido, alta ingestão de plantas e muitos alimentos integrais naturais contendo gorduras saudáveis (como o azeite de oliva extravirgem), consigo alcançar a cetose sem seguir uma dieta cetogênica completa.

Partindo do princípio de que você não tenha nenhum problema genético subjacente (certifique-se de conversar com seu médico antes de iniciar qualquer novo regime alimentar), a dieta cetogênica pode funcionar para você. Se quiser experimentá-la, lembre-se de planejar bem suas refeições, tentar comer alimentos frescos e limpos, e não usar suplementos cetogênicos. As duas principais questões que geralmente surgem com a dieta cetogênica são:

1. A dieta cetogênica se concentra em produtos de origem animal e evita produtos de origem vegetal, o que coloca você em risco de perder nutrientes essenciais, como fitoquímicos, antioxidantes, fibras e vitaminas de origem vegetal.

2. Uma dieta cetogênica rica em gordura e pobre em carboidratos pode lhe dar sintomas conhecidos como "gripe cetogênica" ou "abstinência de carboidratos". Isso pode acontecer entre 24 e 48 horas em uma dieta cetogênica e pode durar de alguns dias a várias semanas. Isso é simplesmente seu corpo mudando do metabolismo da glicose para o metabolismo dos ácidos graxos. Ao cortar carboidratos, seus níveis de insulina caem; isso diz aos rins para eliminar sódio do corpo, o que pode significar que você pode perder até 5 litros de água em apenas alguns dias! Depois disso, você começa a perder glicogênio muscular e minerais, o que pode causar tonturas, náuseas, dor de cabeça, cãibras musculares, calafrios, insônia, irritabilidade, desejos por açúcar, diarreia e constipação. Pode também afetar os hormônios da tireoide em algumas pessoas, resultando em névoa mental e fadiga. E se seus hormônios tireoidianos já estiverem baixos, pode elevar os níveis de cortisol no corpo. Existem definitivamente riscos em seguir a dieta cetogênica!

Portanto, tenha cuidado e sempre converse com seu médico antes de iniciar qualquer novo plano alimentar. Você pode tentar elementos da dieta cetogênica se fizer boas escolhas alimentares e equilibrar sua dieta. Existem muitos vegetais amigáveis à cetogênica, como couve, couve-de-bruxelas e acelga, que você pode misturar com uma pequena quantidade de frutas de baixo índice glicêmico, como mirtilos, framboesas e amoras. Isso garantirá que você obtenha uma boa gama de vitaminas e minerais essenciais.

JEJUM INTERMITENTE

O jejum intermitente, também conhecido como "restrição intermitente de energia", é um termo abrangente para vários horários de alimentação que alternam entre períodos de jejum voluntário e não jejum ao longo de determinado período. Lembre-se de que o jejum não envolve cortar calorias, mas restringir o tempo em que nos alimentamos. Você ainda pode consumir a mesma quantidade de calorias que normalmente consome em um dia.

O jejum intermitente traz muitos benefícios para o corpo e para o cérebro. Ele auxilia na perda de peso e reduz o risco de desenvolver diabetes tipo 2, doenças cardíacas e câncer. Além disso, aumenta os hormônios como o HGH (hormônio do crescimento humano) e a testosterona.

Quando jejuo, faço isso por no máximo 15 a 16 horas (ou seja, paro de jejuar após esse período). Por exemplo, na maioria dos dias, não faço minha primeira refeição até entre 10 horas e meio-dia. No entanto, jejuar até dezesseis horas é aceitável ocasionalmente, mas exceder esse período não é aconselhável, pois pode aumentar os níveis de cortisol. Nosso corpo precisa de certa quantidade de cortisol pela manhã para promover o estado de alerta e clareza ao começarmos a focar no dia à frente. Mas, em excesso, o cortisol não é benéfico. Jejuar pela manhã é a melhor maneira de alcançar um alto nível de foco e de ficar alerta.

O jejum também aumenta a adrenalina (epinefrina) no corpo, criando uma sensação de excitação, o que melhora as habilidades de aprendizado, o foco mental e a memória. No entanto, níveis elevados de adrenalina podem levar a sentimentos de estresse, pânico e perda de foco ou pensamentos dispersos.

Outros benefícios do jejum intermitente incluem:

- Melhoria do microbioma intestinal.
- Órgãos saudáveis.
- Metabolismo eficaz.
- Desintoxicação do fígado (prevenção de doenças).
- Aumento dos níveis de energia.
- Regulação da glicose no sangue.
- Melhoria na proporção de gorduras marrons (que quebram moléculas de glicose e gordura).
- Perda de peso (se desejado).

Um objetivo viável pode ser jejuar um mínimo de dois dias e um máximo de quatro dias por semana. Nos outros dias, você pode quebrar o jejum dez a doze horas após a última refeição. Não é necessário jejuar em dias consecutivos; você pode distribuir os dias ao longo da semana.

É fundamental que você se alimente bem durante sua janela de alimentação. Reforço que não estamos cortando calorias, apenas restringindo o período de alimentação e acrescentando alimentos de melhor qualidade, o que reduzirá seus desejos por açúcar e inchaço, e renovará seus níveis de energia.

Ao iniciar o jejum:

- Você "limpará" sua ingestão alimentar por duas a quatro semanas (eliminando *junk food*, alimentos ultraprocessados ou alimentos com baixo valor nutricional).
- Nas duas primeiras semanas, você escolherá dois a três dias para jejuar.
- A partir da terceira semana, você pode aumentar o jejum intermitente para quatro dias, se desejar. Caso contrário, mantenha-o em dois a três dias. O principal objetivo é a prática no longo prazo e a reeducação.
- Após duas a quatro semanas de alimentação limpa, você pode começar a reintroduzir outros alimentos de que gosta com moderação, mas mantenha o jejum por três a quatro dias por semana. Você pode desfrutar de sua vida social cotidiana, mas não perca seus dias de jejum.
- Comer alimentos orgânicos e saudáveis durante a janela de alimentação é essencial. O jejum não funcionará se você consumir muitos alimentos processados ou calorias em excesso. (Lembre-se, não estamos cortando calorias; estamos comendo alimentos de melhor qualidade.)

O que você deve *evitar* comer por duas a quatro semanas:

- Alimentos ricos em carboidratos e processados (pizza, pão, macarrão, batata branca).
- Produtos lácteos (leite de vaca, queijo, iogurte).
- Grãos e cereais (aveia, cuscuz, milho, trigo-sarraceno).

- Bebidas açucaradas, incluindo bebidas esportivas.
- Barras de baixo carboidrato e substitutos de refeição.
- Álcool.
- Doces.
- Chocolate ao leite.
- Bolos, incluindo tortas e biscoitos.
- Molhos.

O que você pode *desfrutar* durante esse período:

- Vegetais (verduras escuras são as melhores), como brócolis, abobrinha, couve-de-bruxelas, aspargos.
- Saladas (todas as folhas).
- Cenoura, batata-doce, beterraba, inhame, tomate, couve-flor.
- Arroz integral ou quinoa.
- Azeitonas (ricas em gorduras e proteínas).
- Repolho.
- Cebola, pimenta.
- Sucos verdes e smoothies.
- Frutas (peras, maçãs, mamão vermelho, bananas, mirtilos, morangos, amoras, abacaxi).
- Chocolate amargo (85% de cacau ou mais).
- Ovos.
- Kimchi, chucrute, kefir, kombucha – alimentos fermentados são essenciais para ajudar a construir a flora intestinal. (Se você quer cortar o açúcar, opte por kefir em vez de kombucha.)

CARNE (ORGÂNICA, ALIMENTADA COM PASTO OU DE PRODUÇÃO SUSTENTÁVEL)

Tente comer carne durante o dia e salmão, peixe branco, frango e camarões à noite. Escolha refeições mais leves para o jantar, que são mais fáceis de digerir e proporcionam um sono mais profundo.

- Carne bovina, cordeiro.
- Porco (de alta qualidade).
- Aves como frango, pato, peru.
- Frutos do mar como camarões e peixes.

GORDURAS/ÓLEOS (LIBERADOS DURANTE O COZIMENTO)

- Manteiga orgânica (se você estiver bem com laticínios).
- Ghee (óleo puro da manteiga).
- Óleo de coco.
- Azeite de oliva.

SAIS

- Sal do Himalaia.
- Sal marinho celta.

BEBIDAS

Você pode beber água, café e chá durante o período de jejum, o que ajudará a reduzir a fome.

NOZES/GORDURAS (LIBERADAS DURANTE O COZIMENTO)

- Amêndoas.
- Macadâmias.

- Avelãs.
- Castanhas-do-pará.
- Castanhas-de-caju.
- Abacate.

COMO SERÁ UM DIA NORMAL

- Um jantar no início da noite é a melhor e mais fácil maneira de começar o jejum intermitente.
- Termine o jantar até às 19 horas e quebre o jejum às 11 horas do dia seguinte.
- Termine o jantar às 18 horas e quebre o jejum às 10 horas do dia seguinte. (Eu tento jantar às 17 horas ou 18 horas no máximo.)
- Se você comer algo após o jantar, irá quebrar o jejum e precisará reiniciar o processo. Mas você não quebrará o jejum se comer algo com baixo teor de glicose ou com no máximo 50 calorias. O segredo é não comer nada com mais de 50 calorias (então, sem chocolate).
- Caminhar após o jantar ajuda na digestão e rapidamente coloca você em estado de jejum, mas a caminhada deve ser leve – qualquer coisa prolongada ou extenuante pode aumentar os níveis de insulina e quebrar o jejum.

O que você pode comer *durante* o jejum?

- Café preto.
- Seis morangos ou meia pera.
- Chá de gengibre ou hortelã.
- Limão com água.

- Qualquer coisa com menos de 50 calorias que seja baixa em glicose e insulina (por exemplo, sopa de missô, uma colher de chá de manteiga de amendoim, cinco castanhas-de-caju, 40 gramas de iogurte, um pedaço de banana).

Enquanto você estiver jejuando, certifique-se de:

- Beber bastante água, pois o corpo pode se desidratar durante o jejum. (Beber água também ajudará a desintoxicar e reduzir o apetite.)
- Aumentar a ingestão de sal (eu gosto de sal marinho celta), ou usar eletrólitos em pó.

O que comer ao quebrar o jejum para melhor digestão e queima de gorduras:

- Caldo de ossos.
- Suco verde.
- Bebida probiótica.
- Smoothie verde (com suplemento de *super greens*).

Logo depois, você pode fazer sua primeira refeição. Faça dela o almoço e a maior refeição do dia, e coma de forma leve no restante do dia.

MINHA ROTINA DIÁRIA FAVORITA

Primeira coisa (5 horas da manhã):

- Um copo de água purificada (300 ml).

- Meio copo de água morna com meio limão ou limão siciliano espremido (ajuda a reduzir a fome).
- Duas colheres de chá ou uma dose de *super greens* (máximo de 35 a 50 calorias para não quebrar o jejum).
- Cinco comprimidos de aminoácidos, se você tiver uma boa opção que não quebre o jejum.
- Tome todos esses suplementos antes de tomar café e ir trabalhar.

Meio da manhã:

- Quebre o jejum após 16 horas: beba uma xícara de caldo de ossos antes do café da manhã ou almoço (lembre-se, sem pão). Ou você pode tomar um smoothie verde, se preferir.
- Se tomar café da manhã, vá em frente! Tome três probióticos com o café da manhã – o mesmo com o almoço. Coma bem!
- Se sentir baixa energia antes de se exercitar, tome um café preto com cinco aminoácidos (particularmente se estiver jejuando).

Almoço:

- A refeição mais importante do dia (especialmente se você não tomou café da manhã), então faça dela a maior refeição.

Lanche da tarde:

- Coma um lanche saudável. Caso contrário, você pode consumir todas as suas calorias entre o almoço e o jantar.
- Smoothie ou proteína leve.
- Você pode ter uma refeição maior, se preferir. (Lembre-se, você quer consumir suas calorias.)

Jantar:

- Jantar leve (duas a três horas antes de dormir).
- Carne branca é o ideal.
- É aceitável jantar fora ou fazer uma refeição maior se for uma ocasião social.
- Jantares vegetarianos funcionam bem nesse horário.
- L-glutamina: 5 gramas antes de dormir.
- Magnésio: 400 miligramas antes de dormir.

Lembrete importante: se precisar comer quatro refeições durante o período de alimentação, não prolongue o período para encaixá-las. Você não deve se limitar a uma ou duas refeições. Você precisa de calorias para alimentar seu corpo, ter um bom desempenho e ser feliz.

ROTINA MATINAL: SETE PILARES
PARA UMA VIDA MELHOR

1. Saiba a hora de acordar: certifique-se de que sua rotina não seja apressada. Ao levantar, dê um grande sorriso para saudar o novo dia e demonstre gratidão.
2. Raspe a língua: remova todas as bactérias remanescentes. Esta é uma prática ayurvédica que melhora a digestão e a saúde intestinal.
3. Beba 500 ml de água purificada: isso ajuda a despertar o sistema digestivo e o cérebro. A hidratação logo pela manhã é essencial.
4. Meditação de dez a vinte minutos, seguida por exercícios respiratórios (veja os capítulos 5 e 6).
5. Movimente seu corpo por 10 a 30 minutos: uma mistura de mobilidade, alongamento e trabalho cardiovascular.
6. Se estiver jejuando, não coma nada até as 10 horas ou meio-dia, dependendo de quando foi sua última refeição e a hora que foi para a cama.
7. Exercite-se por pelo menos uma hora: preferencialmente pela manhã, para garantir que o dia não fuja ao controle.

RECEITAS DE SMOOTHIE

Preparar ingredientes saudáveis em um delicioso smoothie fresco pela manhã é uma maneira saborosa e nutritiva de começar o dia. Smoothies também podem ser um lanche versátil e portátil pós-treino, e são muito fáceis de preparar — basta adicionar os ingredientes ao liquidificador e processar até atingir a consistência desejada. Whey é um ótimo substituto de proteína em pó se você estiver evitando laticínios, pois contém nutrientes benéficos.

EFICIÊNCIA DA MANGA

Ideal para café da manhã, almoço ou para reabastecer após o treino.

- Polpa de ½ manga, picada grosseiramente.
- 30 g de proteína em pó vegana (sabor baunilha ou natural).
- 1 colher de chá de manteiga de amêndoa.
- 1 colher de chá de óleo de peixe ômega-3.
- ½ xícara de água de coco.
- ½ xícara de água filtrada.

O EFEITO MORANGO

Gosto de pensar nisso como uma grande refeição em um copo. É uma boa opção para quebrar o jejum, como um almoço farto ou depois do treino. Prefiro a textura de morangos congelados, mas uso o que estiver disponível.

- 8 morangos.
- 30 g de proteína em pó vegana (sabor baunilha ou natural).
- ¼-½ abacate.
- ½ xícara de kefir de coco.
- ½ xícara de água filtrada.

IMPULSO DE BANANA

Consigo fazer este smoothie fortificante em menos de um minuto, a qualquer hora do dia.

- 1 ½ banana congelada.
- 100 g de açaí orgânico cru sem açúcar.
- 30 g de proteína em pó vegana (sabor baunilha ou natural).
- 1 colher de chá de manteiga de castanha-de-caju.
- 1 xícara de água filtrada.

O PAPAIA POPEYE

Alimentos fermentados são essenciais para ajudar a construir a flora intestinal, daí a inclusão de kefir neste smoothie. O colostro pode ser bom para a imunidade e saúde intestinal.

- Polpa de ¼ de mamão, picada grosseiramente.
- 1 xícara de kefir de leite de cabra.
- 30 g de proteína em pó vegana (sabor baunilha ou natural).
- 1 colher de chá de colostro em pó.

SMOOTHIE VERDE PARA QUEBRAR O JEJUM

A glutamina é o aminoácido mais abundante (bloco de construção de proteínas) no corpo. Ele pode produzir o suficiente para suas necessidades regulares, mas durante momentos de estresse extremo (como após um exercício intenso), pode precisar de mais glutamina do que consegue produzir.

- 250 ml de água de coco.
- 1 colher de sopa de *super greens* em pó.
- 5 g de L-glutamina.

¼ avocado.

1 kiwi.

SMOOTHIE VERDE PARA LANCHE OU REFEIÇÃO

A spirulina é uma fonte concentrada de vitaminas e minerais, e é muito prática na sua forma em pó.

- 1 punhado de espinafre.
- ¼ avocado.
- 30 g de proteína em pó vegana (sabor baunilha ou natural).
- 1 colher de chá de spirulina.
- 200 ml de água filtrada ou água de coco.

TIGELA DE FRUTAS VERMELHAS

Você pode precisar usar uma espátula para raspar as laterais do liquidificador e garantir que tudo esteja bem misturado, pois é mais espesso que um smoothie regular — daí servir em uma tigela com uma colher.

- 2 xícaras de frutas vermelhas congeladas.
- 150 ml de leite de coco.
- 30 g de proteína em pó vegana (sabor baunilha ou natural).

RECEITAS DE CAFÉ DA MANHÃ

Tomar um café da manhã nutritivo é um dos pilares para estabelecer uma rotina matinal que ajudará a alcançar seu objetivo principal: saúde ideal e as melhores chances de longevidade.

A QUEBRA DOS OVOS COZIDOS

Os ovos são uma fonte conveniente e versátil de proteínas magras, mais acessíveis do que outras opções. Eles também são um dos poucos alimentos que contêm naturalmente vitamina D, essencial para ossos fortes, músculos e saúde geral.

- 4 ovos.
- ½ avocado.
- 10 ml de azeite de oliva.
- 50 g de queijo feta estilo grego, em cubos.
- Pitada de sal marinho celta.
- ½ mamão papaia vermelho.
- 1 banana.

Coloque os ovos em uma panela e encha com água fria suficiente para cobri-los por cerca de 3 cm. Leve à fervura e cozinhe por 8-10 minutos, depois escorra o passe água fria sobre os ovos por 2 minutos. Descasque e fatie os ovos. Corte a polpa do abacate em cubos, misture com os ovos e regue com azeite. Espalhe o feta e uma pitada de sal marinho celta. Sirva com fatias de papaia e banana.

O EFEITO MEXIDO

Não mexo meus ovos com laticínios na panela, prefiro ovos puros com uma pitada de sal de alho. (Você pode facilmente fazer o seu próprio misturando 3 partes de sal com 1 parte de alho seco ou fresco, finamente picado. O sal marinho celta comum também é bom.) É muito difícil para mim comer pão, mas quando como, sou muito seletivo e opto por um sem glúten.

- 3 ovos.
- Pitada de sal de alho.
- 2 fatias de pão.
- 1 colher de chá de ghee.
- ½ abacate.
- 100 g de mirtilos, para servir.

Aqueça uma pequena frigideira antiaderente em fogo médio, quebre os ovos na frigideira, adicione uma pitada de sal de alho e cozinhe por aproximadamente 1 minuto, mexendo frequentemente. Toste o pão, espalhe o ghee, depois amasse o abacate por cima e coloque os ovos. Sirva com mirtilos.

FRANGO DESFIADO COM AVOCADO AMASSADO E FRUTAS

Não consigo pensar em uma maneira mais reforçada de começar o dia que esteja pronta tão rapidamente.

Amasse meio avocado com um fio de azeite de oliva e uma pitada de sal marinho celta, e polvilhe com um punhado de folhas frescas de coentro picadas. Sirva com 125 g de frango assado desfiado. Em uma tigela separada, misture a polpa picada de metade de um mamão papaia vermelho, metade de uma manga com 150 g de iogurte de coco e uma colher de chá de mel.

TIGELA DE AÇAÍ

As brilhantes bagas roxas do açaí vêm de uma palmeira nativa da floresta amazônica no meu amado Brasil.

- 2 bananas congeladas.
- 150 ml de leite de coco.
- 30 g de proteína em pó vegana (sabor baunilha ou natural).
- 300 g de açaí orgânico cru.
- 1 colher de sopa de manteiga de amêndoa.

Coloque as bananas e o leite de coco no liquidificador e processe até obter uma consistência cremosa espessa. Adicione a proteína em pó e misture bem. Quebre o açaí em pequenos pedaços e adicione ao liquidificador. Misture, parando algumas vezes para raspar as laterais com uma colher, até que o smoothie tenha a consistência de uma pasta espessa. Despeje em uma tigela e finalize com manteiga de amêndoa.

RECEITAS DE ALMOÇO

Comer uma dieta variada e equilibrada significa consumir uma mistura de alimentos que fornecerão diferentes tipos e quantidades de nutrientes essenciais. Pode ser tentador comer apenas os alimentos de que gostamos, que são familiares ou que achamos fáceis de preparar, mas cozinhar uma variedade de pratos ajudará a tornar suas refeições mais interessantes, para que você não fique entediado com sua dieta.

PEITO BOVINO (BRISKET) COZIDO LENTAMENTE (4-6 HORAS), APENAS COM SAL, ALHO E AZEITE

Meu prato contém 135 g de peito, 200 g de batata-doce assada, 100 g de brócolis cozido no vapor e um quarto de um abacate. Você pode não estar acostumado a pesar as porções de sua refeição, mas como as pessoas tendem a comer quase tudo o que servem, é uma maneira rápida e eficaz de evitar excessos.

- 1-1½ colher de sopa de sal marinho celta.
- 6-8 dentes de alho, descascados e finamente picados.
- 2 colheres de sopa de azeite de oliva.
- 1,5-1,75 kg de peito bovino (brisket).

Preaqueça o forno a 160 °C com ventilação / 180 °C convencional. Misture o sal e o alho em uma tigela, depois acrescente o azeite de oliva. Coloque o peito em uma assadeira funda e esfregue a mistura de alho e sal em toda a superfície. Cubra com papel alumínio e deixe marinar por 20 minutos. Coloque no forno e cozinhe por 4-6 horas até que a carne esteja macia. Após 3 horas, você pode remover o papel alumínio para que a parte superior possa ficar crocante. Quando estiver pronto, retire do forno e deixe descansar antes de fatiar.

BATATA-DOCE

Mantenho a casca da batata-doce, então simplesmente esfrego-a e corto em pedaços de 5 cm, coloco em uma travessa resistente ao forno em uma única camada, rego com 1 colher de sopa de azeite de oliva e polvilho uma pitada de sal marinho celta. Asso na prateleira superior do forno por aproximadamente 45 minutos.

BRÓCOLIS

Cozinho brócolis no vapor até que estejam macios com 1 colher de chá de ghee e uma pitada de sal marinho celta.

COXAS DE FRANGO ASSADAS NO FORNO À MODA MARROQUINA

Meu prato contém 125 g de carne de coxa de frango assada, 100 g de broccolini assado, meio abacate, 20 g de chucrute ou kimchi, e depois 1 kiwi e 1 pera como sobremesa.

- 6 coxas de frango pequenas ou 8 grandes, com pele.
- 1 colher de sopa de azeite de oliva.
- 1 colher de sopa de tempero marroquino.

Preaqueça o forno a 100 °C com ventilação ou 120 °C convencional. Coloque o frango em uma tigela grande, adicione o azeite de oliva e depois polvilhe o tempero marroquino. Use as mãos para esfregar os temperos na carne, mas você também pode mexer tudo com uma colher grande. Deixe marinar por 10-20 minutos. Transfira para uma travessa de assar, cubra com papel alumínio e asse por 2 horas ou até que o frango esteja completamente cozido. Você pode remover o papel alumínio nos últimos 20 minutos para permitir que a carne fique crocante e usar um termômetro de carne para verificar se a temperatura interna está em 74 °C.

BRÓCOLIS

Corte a cabeça de um brócolis em pequenos floretes. Forre uma assadeira com papel manteiga e coloque os brócolis por cima. Regue com azeite de oliva e polvilhe com uma pitada de sal marinho celta. Asse na prateleira superior do forno por aproximadamente 45-60 minutos, verificando após 30 minutos para garantir que não queime.

PERU PICADO COZIDO COM ESPECIARIAS, ABOBRINHA RALADA E ERVAS

Meu prato contém 135 g de carne de peru moída com 50 g de abobrinha, 60 g de quinoa e meio abacate, além da polpa de 1 manga.

- ¼ cebola (aproximadamente 45 g), descascada e finamente picada.
- 4 dentes de alho, descascados e finamente picados.
- ¼ maço de coentro, folhas e talos finamente picados.
- 2 colheres de chá de pimenta em flocos.
- Suco de ¼ de limão.
- 1 colher de chá de sal marinho celta.
- 2 colheres de chá de azeite de oliva.
- 500 g de carne moída de peru.
- ½ colher de sopa de ghee.
- 1 abobrinha média, ralada.

Coloque os primeiros 7 ingredientes em um processador de alimentos e processe até formar uma pasta grossa, ou use um pilão e almofariz. Em uma tigela grande, misture a carne moída e a mistura de especiarias — gosto de usar as mãos para trabalhar bem o sabor na carne. Aqueça a ghee em uma frigideira em fogo médio e cozinhe a carne moída por 8-10 minutos, mexendo com frequência. Espalhe a abobrinha, mexa para misturar e cubra com uma tampa. Cozinhe por mais 3-4 minutos.

QUINOA

Enxágue 1 xícara de quinoa em uma peneira sob água corrente. Derreta 2 colheres de chá de ghee em uma panela em fogo médio e refogue 2 dentes de alho finamente picados por 2 minutos. Adicione a quinoa enxaguada e mexa para cobrir com a ghee. Adicione 2 xícaras de água fervente e cozinhe em fogo brando até que a quinoa tenha absorvido toda a água e esteja macia, aproximadamente 15 minutos.

RECEITAS DE JANTAR

Eu adoro jantares leves porque são fáceis de digerir, o que me ajuda a ter uma noite de sono mais tranquila e uma recuperação mais eficaz. Sempre busco proteínas magras à noite, pois são mais fáceis de digerir. Também deixo meus carboidratos de qualidade para o jantar; eles ajudam a ativar o sistema nervoso parassimpático, promovendo a liberação de serotonina e reduzindo os níveis de cortisol.

PARGO GRELHADO COM LIMÃO, ALHO, AZEITE DE OLIVA E SAL ROSA DO HIMALAIA

Meu prato contém 150 g de pargo grelhado (costumo escolher filés com pele, pelos ômega-3 benéficos que contêm), 100 g de brócolis cozido no vapor, 100 g de cenouras cozidas no vapor, 100 g de batata-doce cozida no vapor, 15 ml de azeite de oliva sobre os legumes, 1 colher de sopa de kimchi e 150 g de manga como sobremesa.

- 4 dentes de alho, descascados e finamente picados.
- ½ colher de chá de sal rosa do Himalaia.
- 1 colher de sopa de azeite de oliva.
- Suco de ½ limão.
- 150 g de filé de pargo.
- Legumes cozidos no vapor e kimchi, para servir.

Misture o alho, o sal, o azeite e o suco de limão em uma tigela, depois adicione o peixe e misture delicadamente para cobrir com a mistura. Cubra e deixe marinar por 10-15 minutos. Preaqueça a grelha em fogo médio. Transfira o filé de pargo para um recipiente resistente ao calor e grelhe por aproximadamente 10 minutos, virando na metade do tempo. Sirva com brócolis, cenouras e batata-doce cozidos no vapor, regados com azeite de oliva e temperados com uma pitada de sal de alho, uma colher de sopa de kimchi e 150 g de manga como sobremesa.

PEITO DE FRANGO GRELHADO COM ERVAS MISTAS

Gosto de usar sal marinho com ervas neste prato (Herbamare é o meu favorito), mas você pode substituir por um tempero de ervas secas e sal marinho celta.

Meu prato contém 125 g de peito de frango grelhado sem pele, um punhado de folhas de salada mista regadas com 15 ml de azeite de oliva e temperadas com uma pitada de sal rosa do Himalaia, 40 g de arroz integral ou quinoa, ½ abacate, 6 azeitonas verdes e 20 g de chucrute.

- 1 peito de frango.
- ½ colher de chá de sal com infusão de ervas, ou ¼ colher de chá de sal marinho celta e ¼ colher de chá de ervas secas misturadas.

Coloque o peito de frango em uma tigela e esfregue com sal e ervas. Cubra e deixe por 10 minutos. Preaqueça a grelha em fogo médio e transfira o frango para um recipiente resistente ao calor. Cozinhe por aproximadamente 7-8 minutos de cada lado até estar completamente cozido.

ARROZ INTEGRAL

Lave 1 xícara de arroz integral sob água corrente. Refogue em 1 colher de sopa de ghee com 3 dentes de alho descascados e picados em fogo médio por 3 minutos, mexendo constantemente, depois adicione 2 xícaras de água e uma pitada de sal. Cubra, leve à fervura e cozinhe em fogo brando por 25-35 minutos até que toda a água tenha sido absorvida.

SALADA MISTA

O homus *caseiro é muito fácil de fazer e tem um sabor muito melhor do que o comprado na loja. Escorra e despeje uma lata de grão-de-bico em um processador de alimentos. Descasque e adicione um pequeno dente de alho, um bom esguicho de suco de limão, 1 colher de sopa de azeite de oliva e uma pitada de sal, depois bata até ficar homogêneo.*

- 15 ml de azeite de oliva.
- Suco de ¼ de limão.
- Pitada de sal rosa do Himalaia.
- 100 g de cenoura.
- 100 g de abobrinha.
- 2 dentes de alho.
- 1 colher de sopa de ghee.
- ½ abacate, em cubos.
- 1 punhado de folhas de salada mista.
- Queijo de cabra.
- 15 g de chucrute.
- 1 ovo cozido, picado.
- 1 colher de sopa de *homus*.

Misture o azeite de oliva, o suco de limão e o sal em uma tigela pequena e reserve. Fatie finamente as cenouras e a abobrinha, cozinhe no vapor por dois minutos até ficarem macias, transfira para uma frigideira com o alho e a *ghee* e cozinhe por mais dois minutos em fogo médio. Retire do fogo e deixe esfriar.

Para montar, misture o abacate nas folhas de salada e despeje o molho por cima, depois coloque no meio de um prato. Ao redor, disponha as cenouras e a abobrinha, com queijo de cabra, chucrute, ovo e *homus*.

Costumo finalizar esse jantar com 100 g de morangos.

TOFU AO ESTILO JAPONÊS COM BOK CHOY E QUINOA

- 250 g de tofu firme.
- 4 dentes de alho.
- Pequeno pedaço de gengibre fresco.
- 1 colher de sopa de molho de soja.
- 1-2 maços de bok choy.
- 4 colheres de sopa de ghee.
- 50 g de quinoa cozida e 1 colher de sopa de kimchi, para servir.

Corte o tofu em cubos de 2 cm e coloque em uma tigela. Descasque e pique finamente o alho, descasque e rale o gengibre. Adicione à tigela. Despeje o molho de soja e mexa delicadamente, depois cubra e deixe marinar na geladeira por pelo menos 30 minutos (de preferência durante a noite).

Separe as folhas, os caules do bok choy e lave bem sob água corrente. Aqueça 2 colheres de sopa de ghee em uma *wok* ou frigideira grande em fogo alto. Frite o bok choy por 2-3 minutos. Queremos que fique crocante e não cozido no vapor. Retire da panela e reserve. Adicione as 2 colheres de sopa restantes de ghee à panela e frite o tofu por 2 minutos.

Para montar, coloque um pouco de bok choy no meio de um prato, coloque a quinoa por cima e depois o tofu, e sirva com o kimchi ao lado.

SNACKS (LANCHES RÁPIDOS)

Os snacks podem fazer parte da sua nutrição diária, e ter opções saudáveis à mão é uma maneira poderosa de incorporar consistência na busca pela longevidade. É importante fazer escolhas sensatas e ficar de olho no tamanho das porções. Eu prefiro consumir uma combinação de proteínas, gorduras e carboidratos para cada lanche, e que venham de fontes não processadas. Aqui estão algumas opções práticas e deliciosas:

CALDO DE OSSOS

Quando tenho tempo, adoro fazer meu próprio caldo de ossos. Entretanto, quando a vida fica corrida, usar uma pasta de concentrado de qualidade (GevityRx e Best of the Bone são meus favoritos) é uma maneira conveniente de consumir gelatina, colágeno, vitaminas e minerais – basta dissolver 1 colher de chá em uma caneca de água quente. Confira minha receita de caldo de ossos no YouTube.

SMOOTHIE VERDE

Nunca é uma má ideia ter uma opção vegana no seu repertório. O avocado faz este smoothie nutritivo ficar deliciosamente cremoso.

- 2 punhados de couve ou acelga arco-íris, com os talos removidos.
- ½ avocado.
- Suco de ½ limão.
- Um grande punhado de pedaços de abacaxi congelados.
- Pequeno pedaço de gengibre fresco, descascado.
- 1 colher de sopa de castanha-de-caju.
- 1 banana.

MEU SNACK DE FRUTAS FAVORITO

Apenas misture 200 g de frutas vermelhas variadas com 100-150 g de iogurte de coco e finalize com 1 colher de chá de manteiga de amêndoas.

PERFORMANCE DE PAPAIA

Retire as sementes da metade de um mamão papaia vermelho e sirva com 1 colher de sopa de castanhas-de-caju sem sal.

FRANGO DESFIADO

Este tem que ser o lanche mais rápido do mundo.

- 80-100 g de frango assado desfiado.
- 1 pera, sem caroço e fatiada.
- 1 kiwi.

BLUEBERRIES CREMOSAS

Misture 150 g de mirtilos com 1 xícara (250 g) de iogurte grego ou kefir de cabra (kefir de coco é uma boa alternativa vegana) e 1 colher de sopa de castanhas-de-caju sem sal.

5.
ENERGIZE E REFRESQUE – A IMPORTÂNCIA DA RESPIRAÇÃO

A maioria de nós não dá a devida importância à respiração – fazemos isso o dia inteiro, automaticamente, por que deveríamos prestar atenção a isso? Bem, respirar é fundamental para nossa saúde física e mental, e concentrar-se em *como* respiramos tem um grande efeito nos níveis de energia e bem-estar geral.

O trabalho respiratório (ou *breathwork*) é uma ferramenta poderosa que nos mantém conectados e nos permite acessar nossa força interior. Nos tornamos mais resilientes no espaço de calma que criamos. Ao respirar profunda e conscientemente, melhoramos nossa longevidade e fortalecemos nosso sistema imunológico.

Podemos sobreviver semanas sem comida, alguns dias sem água, mas, sem ar, estaríamos perdidos em minutos. Quando pensamos em nossa saúde, passamos muito tempo e atenção ao que comemos e bebemos, mas raramente damos a mesma consideração ao ar que respiramos (até que ele esteja poluído) e à quantidade de ar que precisamos fazer passar pelo sistema respiratório. Que loucura, não é?

Examinar a qualidade e a quantidade do ar que respiramos é essencial para entender a relação entre oxigênio e o corpo.

O trabalho respiratório tem sido praticado em culturas ao redor do mundo por milhares de anos. Felizmente, a ciência ocidental percebeu a importância disso. Mas respirar corretamente não é tão fácil quanto parece. Nosso ambiente mudou drasticamente ao longo dos séculos, com alimentos modificados, nutrição inadequada, estresse crônico, estilo de vida sedentário, casas superaquecidas e uma falta geral de condicionamento e consciência corporal, tudo contribuindo para uma respiração deficiente. A sociedade moderna coloca uma ênfase maior em "saúde e estilo de vida", mas, ao mesmo tempo, muito da vida moderna trabalha *contra* a saúde holística. Estamos enfrentando cada vez mais problemas de saúde, desde má postura e dores crônicas nas costas até atrasos no desenvolvimento de crianças e adolescentes. Criamos esses problemas e depois gastamos grandes quantidades de tempo e dinheiro tentando corrigi-los! A ironia é que não custa nada respirar corretamente, e não leva muito tempo para aprender e praticar alguns exercícios simples de trabalho respiratório.

No nível mais básico, respirar fornece oxigênio para o metabolismo – o processo celular que queima alimentos para gerar energia – e remove o subproduto dessas reações químicas, o dióxido de carbono. O dióxido de carbono está associado ao acúmulo de ácido láctico e, em excesso na corrente sanguínea, pode resultar em problemas metabólicos e danos celulares. Respirar também é um dos nossos mais importantes reguladores de pH, equilibrando os níveis de ácidos e bases no corpo. A respiração afeta o sistema nervoso autônomo (as funções que ocorrem sem que precisemos pensar, como batimentos cardíacos e digestão), bem como nossa circulação. Os sistemas do nosso corpo deveriam funcionar como a natureza pretendia, antes de nosso estilo de vida moderno interferir, e a respiração é um dos principais mecanismos para garantir que isso aconteça.

A respiração consciente envia mensagens ao cérebro para nos acalmar, diminuindo as respostas de estresse do corpo. Ela reconfigura a resposta automática do sistema nervoso a gatilhos ambientais, permitindo que nos afastemos do perigo com calma ou que lidemos com a ameaça de forma positiva. Tendemos a usar demais o sistema nervoso *simpático* – nossa resposta de "luta ou fuga", que estimula a produção de adrenalina e noradrenalina – aumentando nossa frequência cardíaca e pressão arterial. Perdemos o controle da respiração, e nossos níveis de estresse vão às alturas. Com as técnicas de respiração (o *breathwork)*, podemos gerenciar essa resposta e ativar o sistema nervoso *parassimpático*, que acalma corpo e mente, conservando energia e nos restaurando a um estado calmo e composto.

Para lidar com meus ataques de asma e bronquite quando eu era mais jovem, precisei aprender a melhorar e abrir as vias respiratórias dos meus pulmões. Sentava-me e tentava controlar o ritmo e a profundidade da respiração para acalmar minha mente e estabilizar minha frequência cardíaca – uma grande inspiração, seguida de uma longa e lenta expiração. Depois que me recuperava, podia continuar o que estava fazendo – principalmente natação e exercícios de condicionamento. Era difícil como criança, quando a mente está a mil e você quer continuar brincando. Mas fui forçado a me adaptar e aprender porque estava ficando realmente doente, e focar na minha respiração e no papel do meu diafragma foi uma maneira de regular meu sistema nervoso e, consequentemente, minha saúde. Após quatro anos no programa, meus problemas respiratórios desapareceram. Não consigo me lembrar da última vez que tive um ataque de asma ou fiquei sem fôlego!

Os benefícios dos exercícios de respiração incluem:

• Alívio da dor.

- Gestão do estresse (ativando o sistema nervoso parassimpático para nos acalmar).
- Melhora do sistema imunológico (altos níveis de estresse comprometem a imunidade).
- Melhora do sistema digestivo e da saúde intestinal.
- Melhoria dos padrões de sono.
- Suporte à postura correta.
- Aumento dos níveis de energia e melhora da resistência.
- Redução da pressão arterial.
- Estímulo do sistema linfático (ajuda a desintoxicar o corpo).
- Existem até estudos que sugerem que exercícios de respiração podem estar ligados à perda de peso e à redução de gordura corporal.

Mais tarde na minha vida, após anos na estrada, voltei à Austrália e comecei a estudar métodos de saúde holística e desenvolvimento pessoal com o especialista Paul Chek. Na época, Paul estava introduzindo *breathwork* em seus métodos de treinamento e reabilitação. Ele ensina seus clientes a "ativar" o diafragma, respirar pelo nariz e manter a ativação do core para proteger a coluna e melhorar a postura.

Mais tarde, ainda tive a oportunidade de passar uma semana com outra lenda, Wim Hof, e aprender sobre seus métodos de respiração e como eles se aplicavam à sua exploração inovadora dos benefícios dos banhos de gelo. A técnica de Wim Hof aumenta a quantidade de oxigênio que o corpo pode absorver e diminui a absorção de dióxido de carbono, o que induz a hiperventilação.

Outro grande passo na minha educação ocorreu quando tive a oportunidade de aprender o treinamento de "surfe apneia", uma técnica usada por muitos surfistas, nadadores de oceano e mergulhadores livres – basicamente, qualquer tipo de atleta aquático. A técnica ensina como segurar a respiração para ajudar a gerenciar sua tolerância ao dióxido de carbono. Isso ajuda a lidar com o estresse, especialmente em situações de alto risco, como ser mantido sob a água em condições ruins de surfe.

Mas meu passo mais significativo com *breathwork* veio com a ioga, em que um dos principais objetivos é conectar diferentes posturas em um fluxo, afetando os sistemas nervosos simpático e parassimpático. A prática de respiração na ioga é chamada de *pranayama*. *Prana* significa "respiração" ou "força vital", e *ayama* significa "expansão" ou "controle". O conceito visa usar a respiração – sua força vital – para expandir sua consciência e acalmar sua mente. As posturas físicas na ioga nos ajudam a focar na respiração. Os movimentos são controlados e conectados pelo tempo e duração de cada inspiração e expiração. Manter as posições gera calor interno e aumenta nossos níveis de tolerância ao dióxido de carbono. Os objetivos são conectar o corpo e a mente, fornecer oxigênio a todos os sistemas do corpo e, simultaneamente, expelir toxinas e estresse.

Os benefícios do *pranayama* incluem:

- Diminuição do estresse.
- Melhora da qualidade do sono.
- Aumento da capacidade pulmonar.
- Melhora do desempenho cognitivo.
- Desenvolvimento da atenção plena.
- Redução da pressão arterial.
- Melhora do metabolismo e da criação de energia.
- Melhora da função cerebral.

A ciência, a pesquisa acadêmica e a experiência humana atestam os benefícios das técnicas de respiração da ioga. Essas técnicas têm efeitos profundos em nossa consciência mental e cognição, na conexão entre o corpo e a mente, em nossa saúde respiratória, nos processos bioquímicos e nas funções metabólicas. Sob a orientação segura de um treinador, especialista ou professor de ioga, as técnicas de respiração da ioga também foram encontradas como úteis no manejo de uma série de condições clínicas.

Agora que temos uma compreensão básica dos benefícios do *breathwork*, vamos começar!

RESPIRAÇÃO DIAFRAGMÁTICA

Você sabia que a *maneira* como respiramos afeta fundamentalmente nossa saúde, força e longevidade? Muitos de nós tendemos a respirar superficialmente, o que não é bom. A "respiração diafragmática", por outro lado, também conhecida como "respiração abdominal" ou "respiração profunda", é uma técnica poderosa que treina e fortalece nosso sistema respiratório.

O diafragma é o principal músculo respiratório do corpo, dividindo o tórax do abdômen. Ele se contrai quando você inspira, puxando os pulmões para baixo, esticando e expandindo a caixa torácica, e depois relaxa de volta à posição de "cúpula" quando você expira, reduzindo o ar nos pulmões.

Respirar pelo diafragma é a diferença entre respirar superficialmente – o que é comum quando estamos em situações de estresse ou em modo de "luta ou fuga" – e as inspirações lentas e profundas pelo nariz, que abrem o tórax, a caixa torácica e os pulmões de forma mais completa. Alguma vez você já ouviu que deveria respirar com a barriga na primeira inspiração e que o oxigênio deveria ir direto para a barriga? Lembra-se de sua confusão? Muitas pessoas não entendem a técnica ou nem sabem que isso é possível. A barriga é onde digerimos os alimentos, então é fácil esquecer que ela também é parte integrante da nossa respiração. Nesta seção, explicarei a maneira fácil de respirar usando seu diafragma e como é importante trabalhar nisso todos os dias.

COMO PRATICAR A RESPIRAÇÃO DIAFRAGMÁTICA

1. Deite-se em um lugar confortável. Dobre os joelhos e feche os olhos. Coloque um travesseiro sob a cabeça ou pescoço, se isso ajudar a se sentir mais relaxado.

2. Coloque uma mão na barriga e a outra na caixa torácica. A mão na barriga é para sentir o movimento, e a que está na caixa torácica é para sentir a expansão em direção ao peito depois que a barriga estiver cheia.

3. Inspire pelo nariz durante 4 a 6 segundos, sentindo a expansão da barriga. Você pode sentir uma leve tensão ou restrição nas primeiras vezes.

4. Segure a respiração por três segundos.

5. Expire muito lentamente e de forma constante pelo nariz. Você deve sentir seu peito e caixa torácica caírem primeiro e sua barriga depois. Lembre-se de inspirar pela barriga; a caixa torácica e o peito se encherão primeiro. Mantenha essa sequência em mente.

6. Repita isso por 5 a 10 minutos ou por 10 a 30 respirações.

Algumas dicas:

- Se você tiver dificuldade para respirar nessa posição, aproxime-se da parede, coloque os pés planos contra ela e mantenha os joelhos dobrados – você pode até usar uma cadeira, sofá ou uma bola suíça para levantar as pernas. Essa postura trabalha com a anatomia do corpo, o que é útil para aqueles que têm dificuldade em ativar o diafragma.
- Não se preocupe se você não conseguir respirar pelo diafragma na primeira tentativa. Continue tentando, isso vai acontecer! Assim como qualquer outra coisa que envolva movimentos do corpo, é uma habilidade que requer prática, e com a prática, fica mais fácil. Eventualmente, você será capaz de fazer isso em todos os tipos de posições – até mesmo enquanto se move por uma série de posturas de ioga.

Uma vez que você aprender o básico, pode treinar ativando seu diafragma enquanto rasteja, senta, caminha, agacha, faz levantamento terra ou dirige.

A maneira mais eficiente de respirar

Além de atuar como o principal músculo respiratório, o diafragma também contribui para a vocalização e a deglutição. Quando o diafragma não funciona como deveria, vários distúrbios podem surgir, incluindo doenças respiratórias, má postura, padrões de sono ruins, intolerância ao exercício e condições ainda mais graves.

Pesquisas mostram que exercícios mente-corpo, como tai chi e ioga, que utilizam a respiração diafragmática, podem reduzir o estresse em indivíduos em situações de alta pressão ou que estão sobrecarregados com emoções negativas, modulando o equilíbrio simpático-vagal. O equilíbrio simpático-vagal nos alterna entre o uso do sistema nervoso simpático ("luta ou fuga") e o sistema nervoso parassimpático (calma e controle). O nervo vago, como discutido anteriormente, vai do cérebro ao intestino e carrega sinais importantes de ida e volta. A respiração diafragmática estimula o nervo vago, mantendo-nos calmos, descansados e de bom humor, com uma frequência cardíaca moderada.

Os benefícios da respiração diafragmática incluem

- Ajuda a relaxar, diminuindo o estresse.
- Aumenta os níveis de oxigênio no sangue.
- Reduz a pressão arterial.
- Melhora a função muscular durante os exercícios e previne lesões.
- Ajuda a fortalecer o core.
- Melhora a postura e a estabilidade da coluna.
- Ajuda a descomprimir a coluna.
- Reforça o sistema imunológico.
- Melhora a digestão.
- Alivia a dor.
- Aumenta a energia e a motivação.
- Diminui a tensão muscular.
- Torna a respiração mais eficiente, economizando energia.
- Pode aumentar a atividade antioxidante e reduzir o estresse oxidativo no corpo após o exercício em atletas.

Com que frequência devo praticar a respiração diafragmática?

Apenas 5 a 10 minutos, em 4 a 5 dias por semana, devem ser suficientes! Basta adicioná-la à rotina que estabelecemos anteriormente. Eu motivo os atletas que treino a incorporar uma rotina de respiração como parte do aquecimento pré-evento – 10 a 30 respirações com inspiração completa e expiração completa, inspirando pelo nariz e expirando pelo nariz. Lembre-se de que a boca é feita para comer, e o nariz é feito para respirar! (Vou explicar mais sobre isso em breve.) Eu pratico a respiração diafragmática todos os dias antes de começar minha meditação, nos meus aquecimentos antes do treino de peso e quando estou entrando em qualquer padrão básico de movimento.

RESPIRAÇÃO NASAL

A maioria de nós respira pela boca, especialmente quando estamos nos exercitando ou nos esforçando. No entanto, a respiração *nasal* (pelo nariz) tem demonstrado grandes benefícios para a longevidade. É a maneira natural pela qual nosso corpo foi projetado para respirar. Quando respiramos pelo nariz, nossas vias aéreas são umidificadas, filtradas e aquecidas, o que ajuda a melhorar a capacidade pulmonar e a prevenir infecções. Assim, você tem risco menor de ficar doente ou sofrer de problemas respiratórios, o que facilita a manutenção de uma rotina de exercícios consistente. A respiração nasal também aumenta a quantidade de oxigênio entregue ao corpo, aumentando a resistência e o desempenho atlético.

Quando respiramos pela boca, o ar vai diretamente para os pulmões, ignorando a passagem nasal, que foi especificamente projetada para ajudar na oxigenação do corpo. A respiração nasal ajuda a fortalecer o diafragma, melhorando nossa postura e estabilidade do core. Isso permite que você se mova com mais facilidade – com mais fluidez e confiança – melhorando sua força geral. A respiração nasal também pode ajudar a melhorar a qualidade do sono, mantendo as vias aéreas abertas. Quando respiramos pela boca enquanto dormimos, as vias aéreas podem ficar obstruídas, levando ao ronco e à apneia do sono. Portanto, se você deseja dormir melhor e se sentir renovado pela manhã, considere adicionar alguns exercícios de respiração nasal à sua rotina noturna.

A maioria das pessoas não dá muita importância ao nariz, a menos que estejamos falando de sua aparência e formato! É engraçado, mas é verdade. As pessoas não entendem – ou nunca foram informadas – como é benéfico respirar pelo nariz. Elas tentam mudar o formato do nariz para o que está na moda, mas o nariz é a parte mais estreita do trato respiratório – como um gargalo de garrafa – e o fluxo de ar é mais restrito ao entrar nos pulmões. Respiramos cerca de 20 mil vezes por dia pelo nariz, então podemos valorizar o trabalho extra envolvido ao saber que ele filtra alérgenos, bactérias e vírus. O guru americano de fitness, Ben Greenfield, observa em seu livro *Boundless* que os pelos do nariz protegem o corpo de cerca de 20 bilhões de partículas de matéria estranha *diariamente.*

Então, viva o nariz!

RESPIRE DE FORMA SEGURA, EFICIENTE E ADEQUADA

A respiração nasal é uma prática simples, mas eficaz, que qualquer pessoa pode incorporar em sua rotina diária. Comece com uma sessão curta e aumente gradualmente à medida que seu corpo se acostumar com a prática.

Aqui estão alguns exercícios de respiração nasal simples que você pode experimentar.

Respiração alternada pelas narinas

A respiração alternada pelas narinas é um tipo de *pranayama* na ioga, também conhecido como *nadi shodhana*. *Nadi*, em sânscrito, significa "canal", e *shodhana* significa "limpeza" ou "purificação". Esse tipo de trabalho respiratório não pertence apenas à tradição da ioga; é frequentemente utilizado em práticas de mindfulness, ou de atenção plena, e relaxamento para ajudar a acalmar o corpo e a mente.

Lembro-me de quando aprendi pela primeira vez a fazer a respiração alternada pelas narinas. Eu tinha apenas 17 anos e estava praticando muita capoeira – uma combinação acrobática de artes marciais e dança. Também comecei a praticar hatha ioga, que equilibra a mente e o corpo por meio de uma combinação de posturas e exercícios respiratórios. Eu estava lendo muitos livros sobre a vida dos samurais e rotinas antigas das culturas japonesa e indiana. A ênfase na respiração era um fio condutor comum em todas essas disciplinas, algo em que me aprofundei e rapidamente integrei ao meu regime de saúde.

A técnica é simples: você inala por uma narina, usando o dedo para fechar a outra narina, e depois repete o processo do outro lado. Isso requer um pouco de prática, tornando-se também um excelente exercício de mindfulness. O objetivo é controlar a respiração por meio do foco e da atenção, o que é um bom passo para alcançar uma respiração mais profunda que conecta a mente e o corpo.

COMO FAZER A RESPIRAÇÃO ALTERNADA PELAS NARINAS

1. Encontre um lugar tranquilo para se sentar, sem distrações.
2. Leve a mão direita ao rosto ❶. Coloque o polegar na narina direita e pressione para fechá-la.
3. Com a narina direita fechada, feche os olhos e exale completamente e lentamente pela narina esquerda ❷.
4. Quando terminar a exalação, solte a narina direita e coloque o dedo anelar na narina esquerda.
5. Inspire profundamente e lentamente pelo lado direito. Certifique-se de que sua respiração seja suave e contínua.
6. Após completar a inalação, feche a narina direita da mesma maneira descrita no passo 2 e exale pela narina esquerda.
7. Quando terminar a exalação pela narina esquerda, comece a inalar lentamente pela narina esquerda. Quando terminar, feche a narina esquerda da mesma maneira descrita no passo 4 e exale lentamente pela narina direita.
8. Repita a técnica por 5 a 10 minutos ou por 10 a 20 repetições. Você pode praticar a respiração alternada pelas narinas pelo tempo que desejar, seja por períodos curtos ou longos.

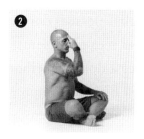

A respiração alternada pelas narinas também pode ajudar a preparar você para a meditação. Às vezes, é difícil se concentrar na meditação – a mente pode estar agitada, distraída pelos problemas do dia. Se você fizer algumas rodadas dessa técnica de respiração focada, isso ajudará você a se acalmar para a sessão.

Bandagem bucal

Essa técnica de respiração é fascinante e desafiadora. Por quê? Toda vez que peço a um dos meus alunos para tentar, eles ficam confusos e alarmados. "Fazer o quê? Eu vou morrer! Você está louco? De jeito nenhum! Para quê?"

Mas não há nada com o que se preocupar. Você não vai morrer! A bandagem bucal pode melhorar o desempenho atlético, os padrões de sono e ajudar na recuperação. Você pode usar essa técnica durante os exercícios e enquanto dorme. Como mencionei, muitas pessoas dormem de boca aberta, o que pode levar a ronco, boca seca e problemas de higiene oral. Respirar pelo nariz ajudará você a dormir melhor e a aumentar a ingestão de oxigênio. O ar será filtrado, limpo e aquecido, o que ajudará sua imunidade e melhorará o desempenho físico.

Pode levar de 4 a 8 semanas de treinamento com fita adesiva na boca antes que você consiga respirar pelo nariz sem o uso da fita. Mas uma nota importante antes de começar: não use fita adesiva comum ou qualquer coisa que não seja realmente suave e porosa! Verifique a qualidade da fita, caso contrário, você provavelmente terá irritação na pele, uma reação alérgica ou uma erupção cutânea. Fale com seu médico ou encontre uma fita que se adapte bem à sua pele e que possa ser removida facilmente. Os dois tipos de fita que recomendo são MyoTape e 3M Transpore Surgical Tape. Mas antes de aplicar qualquer uma delas, certifique-se de hidratar levemente seus lábios e a pele ao redor da boca.

Sugiro começar devagar, talvez em casa durante o dia ou após o jantar, mas antes de dormir. Comece tapando a boca por uma ou duas horas, depois aumente gradualmente os incrementos de tempo e, quando estiver se sentindo confortável, experimente dormir com a boca tapada.

Para o treinamento de desempenho, comece tapando a boca durante exercícios selecionados, como quando estiver trabalhando as séries de membros inferiores ou superiores. Enquanto descansa, retire a fita, reajuste e reaplique quando realizar outra série de repetições. Atletas de desempenho podem aumentar o tempo com a boca tapada dependendo das exigências do programa e da fase de treinamento.

A bandagem bucal funciona porque respirar pelo nariz cria e libera óxido nítrico, que dilata os vasos sanguíneos e entrega mais oxigênio aos pulmões e ao sistema circulatório, permitindo que seu corpo gere mais energia e trabalhe com mais eficiência. Por outro lado, respirar pela boca não tem esse efeito, o que significa que as células não recebem tanto oxigênio quanto deveriam, o que pode levar à fadiga e ao estresse.

Então, o que você está esperando? Experimente a bandagem bucal!

O PODER DA "RESPIRAÇÃO EM CAIXA": DESBLOQUEANDO SEU POTENCIAL

No mundo acelerado de hoje, é difícil não se sentir sobrecarregado, estressado e ansioso. As demandas do trabalho, da família e da vida pessoal podem afetar negativamente nossa saúde mental e física. Mas e se eu dissesse que existe uma técnica muito simples que pode ajudar a gerenciar o estresse, melhorar o foco e aumentar o bem-estar geral? Ela se chama "respiração em caixa".

A respiração em caixa, também conhecida como "respiração quadrada", é utilizada por atletas, entusiastas de ioga e até mesmo por militares para gerenciar o estresse, a ansiedade e aumentar o desempenho. É uma técnica básica, mas incrivelmente poderosa. Basta seguir estes cinco passos:

1. Inspire lentamente pelo nariz, contando até quatro. Sinta o ar entrar nos seus pulmões.
2. Segure a respiração por quatro segundos.
3. Expire lentamente pela boca por quatro segundos.
4. Pause no final da expiração por quatro segundos.
5. Comece o ciclo novamente com outra inalação lenta, e repita pelo tempo que desejar.

Os benefícios da respiração em caixa são numerosos. Assim como as outras técnicas de respiração que discutimos, a respiração em caixa estimula o sistema nervoso parassimpático, ajudando a acalmar a mente e o corpo. Quando essa resposta de relaxamento é ativada, a pressão arterial, a frequência cardíaca e o nível de hormônios do estresse em nosso corpo diminuem. A respiração em caixa também aumenta o fluxo de oxigênio para o cérebro, melhorando a concentração e o desempenho cognitivo.

Incorporar a respiração em caixa em sua rotina diária é simples. Você pode praticá-la em qualquer lugar, a qualquer momento e por qualquer duração. Basta encontrar um espaço tranquilo, sentar-se confortavelmente e começar com algumas respirações profundas. Inspire por quatro segundos, segure por quatro segundos, expire por quatro segundos e segure por quatro segundos. Repita o ciclo por alguns minutos, aumentando gradualmente a duração. A consistência é fundamental; praticar a respiração em caixa diariamente é a chave para maximizar seus benefícios.

A respiração em caixa é uma ferramenta valiosa para atletas e entusiastas do fitness, pois ajuda a melhorar a resistência, o desempenho e a recuperação. Ao regular nossa respiração, controlamos nossa frequência cardíaca, conservamos energia e reduzimos a fadiga.

A respiração em caixa também pode ser usada como um ritual pré-treino para aumentar a energia, o foco e a motivação.

Além dos benefícios físicos e mentais, a respiração em caixa também pode melhorar o bem-estar social e emocional. Reduzir o estresse, a ansiedade e os efeitos da depressão melhora nossos relacionamentos, aumenta nossa confiança e eleva nossa sensação de realização. A respiração em caixa, assim como as outras técnicas mencionadas anteriormente, também pode nos ajudar a nos conectar com nosso eu interior, aumentar nossa autoconsciência e promover o crescimento espiritual. É uma ferramenta holística poderosa que uso bastante em meus *workshops* para ajudar as pessoas a desbloquear seu potencial.

Então, respire fundo e experimente a respiração em caixa. Você ficará surpreso com a diferença que ela fará em sua vida.

6.
MEDITAÇÃO – ESTEJA EM PAZ, "ENTRE NO FOCO"

(COM TOM CARROLL)

Eu tenho meditado de vez em quando desde os meus 17 anos. No entanto, na última década, realmente me comprometi e passei a meditar todos os dias. Hoje, a meditação é uma parte integral da minha rotina mental e espiritual. Neste capítulo, explicarei por que a meditação deve ser uma parte importante do seu caminho para a longevidade também. Para me ajudar, estou empolgado por ter nesta jornada meu bom amigo e mentor, bicampeão mundial de surfe, Pipe Master e uma verdadeira lenda, Tom Carroll. No final do capítulo, Tom falará sobre sua trajetória e o que ele aprendeu com seus muitos anos de meditação.

A meditação afetou profundamente a maneira como vejo, experimento e aprecio o mundo. Ela me ajudou a entender quando é o momento de avançar e quando é hora de recuar; como soltar, aceitar e abraçar as mudanças; e como lidar de maneira consciente com os desafios inevitáveis que a vida nos impõe. Com a meditação, aprendi a entrar em um "estado de fluxo" e a sorrir diante das dificuldades da vida, além de me conectar com minhas emoções em um nível mais profundo – e até mesmo transcendê-las. A meditação beneficiou meus níveis de energia, minha sensação de felicidade e tranquilidade, minha autoestima e minha compreensão de mim mesmo e do mundo ao meu redor. A ansiedade e a depressão que frequentemente experimentei, principalmente nos meus 30 anos, quando estava muito ocupado construindo meu negócio, trabalhando com clientes e ministrando aulas, diminuíram lentamente graças à meditação. Meu foco melhorou, assim como minha memória de trabalho. Agora, consigo acessar a beleza e a transcendência sempre que me sento e me deixo levar. Até minhas motivações fazem mais sentido.

Mas a meditação não é uma solução mágica. É uma prática para a vida toda que, com determinação e paciência, ajudará você a remover as camadas do ego e do eu. Embora possa parecer bastante simples na superfície – e, claro, meditar não custa nada –, comprometer-se com isso requer um pouco de tempo e esforço. A boa notícia é que a jornada pode começar para você hoje, e os resultados são imediatos.

Assim como devemos superar diversos desafios quando decidimos mudar o que comemos ou como nos exercitamos, o início da sua jornada de meditação será repleto de obstáculos. Antes de meditar, é necessário acalmar seus pensamentos e sentimentos passageiros, navegar por suas emoções e aprender a ignorar o ruído incessante da vida. Não é fácil! Você tem compromissos, demandas em seu tempo, obrigações familiares, amigos que precisam de você, contas a pagar e, talvez, uma carreira para administrar. Você pode estar lidando com um vício ou uma doença mental que interfere em sua vida. Há tantas coisas que podem nos perturbar e nos impedir de encontrar aquele espaço de paz. Pense em sua situação particular e em sua vida cotidiana: quais são as suas principais distrações? O que impede você de se sentar e se desconectar do mundo?

Uma vez que você identificar o que o distrai – e como pode se libertar dessas distrações – é hora de começar. Mas por onde começar? Existem muitos tipos diferentes de meditação, originários de várias tradições, mas todos têm uma coisa em comum: oferecer um caminho direto para uma melhor saúde mental e física. Escolha um estilo de meditação que seja adequado para você, um que esteja alinhado com suas lutas atuais e suas aspirações. É mais provável que você persista se isso funcionar na sua vida e produzir resultados, em vez de tornar sua vida mais complicada.

Por onde eu comecei? Embora eu meditasse de vez em quando desde que era adolescente e soubesse um pouco sobre o que estava envolvido, quando decidi me comprometer totalmente, foi difícil. Eu sabia que levaria muito tempo (uma vida inteira!), mas estava determinado. Comecei com pequenos passos – apenas cinco minutos por dia nas primeiras seis semanas, usando um aplicativo de meditação popular chamado Headspace. Depois de seis semanas, aumentei para dez minutos por dia, ainda usando o aplicativo, e mantive essa rotina por mais doze semanas. Então, passei para quinze minutos por mais doze semanas. Após um ano, estava meditando por quinze minutos diariamente. No ano seguinte, minha meta era de vinte minutos, mas dessa vez seria uma *meditação guiada por mim mesmo* – sem aplicativo ou música calmante! Levei mais doze meses ou mais para aprender a manter um estado meditativo por tanto tempo. Tive que treinar meu cérebro para ficar livre e não se distrair com pensamentos aleatórios. A perseverança valeu a pena: hoje medito por pelo menos vinte minutos por dia. Todos os dias. Tom Carroll me inspirou a tornar esses vinte minutos os mais profundos, intensos e transcendentais possíveis. Adeus, "mundo real"!

Para aqueles que não estão familiarizados com o termo, "transcendência" significa simplesmente ir além dos limites da percepção e experiência humana comum e ordinária. Muitas vezes é descrito como um estado mental espiritual ou religioso, ou uma condição de superação das necessidades e realidades físicas.

Aqui estão alguns dos aplicativos que usei quando comecei a meditar regularmente:

Insight Timer: este aplicativo contém uma biblioteca gratuita com mais de 120 mil meditações guiadas; ideal para quem é novo na meditação. Os exercícios de meditação e mindfulness do aplicativo são voltados para o gerenciamento de estresse e ansiedade, além de ajudar a ter um sono profundo e de qualidade.

Calm: este aplicativo oferece várias abordagens para mindfulness e meditação, além de uma biblioteca de sons suaves, música ambiente, "histórias para dormir" e masterclasses. É útil tanto para iniciantes quanto para praticantes regulares e ajuda a reduzir o estresse, gerenciar a ansiedade e praticar a autocompaixão.

Breathe: com funções semelhantes ao Calm, este aplicativo enfatiza soluções para o sono, incluindo hipnoterapia para um sono mais profundo e reparador.

Headspace: com o lema "meditação simples como nunca", o aplicativo guia você pelo básico. Ele acompanha seu progresso, incentivando-o pela duração de sua meditação e pelos efeitos em seus sinais vitais, além de enviar lembretes para ajudá-lo a manter a rotina.

(Você também pode experimentar algumas séries de meditação no meu novo aplicativo: **Holistica Academy**.)

Dos quatro aplicativos mencionados, descobri que o Headspace funcionou melhor para mim, pois ele tem um design simples e direto. Eu podia definir durações, metas e lembretes. Não havia tanto diálogo quanto nos outros aplicativos, então era fácil de seguir. Embora eu não use mais o aplicativo, sou muito grato por tê-lo conhecido no início da minha jornada de meditação.

A meditação é como qualquer outro treinamento ou prática esportiva; você precisa dedicar tempo para melhorar e treinar seu cérebro. Lembre-se, o que você faz *todos os dias* importa muito mais do que o que você faz *ocasionalmente*. A meditação não é uma pílula mágica e você provavelmente vai achar difícil no começo. Os resultados virão, eu prometo, mas provavelmente levará mais tempo do que você imagina. Portanto, seja paciente e mantenha-se firme.

POR QUE DEVO MEDITAR TODOS OS DIAS?

No mundo acelerado de hoje, o estresse é inevitável. Infelizmente, muitos de nós também lidam com depressão, ansiedade e outros problemas de saúde mental. Isso afeta rapidamente nosso sono, nossa cognição e nosso bem-estar físico e mental. Os problemas podem nos sobrecarregar, fazendo com que percamos o foco. Com o tempo, nossa saúde piora e nossa determinação começa a enfraquecer. O melhor remédio que encontrei para combater tudo isso é a meditação. E o melhor de tudo: é gratuita!

Inúmeros estudos já mostraram que a meditação ajuda a reduzir o estresse. Ela também regula nossas emoções e melhora nossa capacidade de concentração. Tem um efeito positivo na cognição, especificamente nos sistemas frontal e límbico, e na função cerebral, especialmente no "córtex insular", uma pequena parte do córtex cerebral que está envolvida em nossas emoções. A meditação contínua ajuda a preservar a estrutura e função cerebral e, em última análise, contribui para uma maior longevidade. Em um nível mais metafísico, a meditação pode nos levar a um estado de "consciência pura", onde a mente está completamente vazia de pensamentos.

A meditação estabelece e fortalece as conexões entre a mente, o corpo e o espírito. Ela ajuda você a alcançar equilíbrio, relaxamento, autocontrole e disciplina. Além disso, eleva e desenvolve a consciência e o autoconhecimento. Com isso, você será capaz de lidar melhor com as adversidades da vida do que antes, quando poderia ter respondido com raiva ou deixado o medo ou a ansiedade afetar suas decisões e relacionamentos. Sei que isso parece prometer muito, mas não deixe a ideia de meditar "da maneira certa" aumentar sua ansiedade. A meditação pode ser tão formal ou informal quanto você quiser; o importante é que ela se adéque ao seu estilo de vida e situação. Então, mantenha a simplicidade, comece com pequenos passos e sempre lembre-se de equilibrá-la com boa nutrição, exercícios e hidratação.

Antes de entrarmos nos detalhes práticos, é útil entender um pouco da história. Afinal, pessoas de inúmeras culturas e crenças meditam há milhares de anos. Suas origens podem ser rastreadas até as antigas tradições hindus e budistas na Índia. No hinduísmo, a meditação era praticada já em 1500 a.C. e era conhecida como *dhyana*. Era usada como um meio de acalmar a mente, afastando-a das sensações externas e alcançando um estado de relaxamento profundo e paz interior. No budismo, a meditação era usada para alcançar a iluminação espiritual e a libertação do ciclo de nascimento, morte e renascimento. O Buda, Siddhartha Gautama, meditava e ensinava aos seus seguidores várias técnicas.

A meditação também tem raízes no taoismo, confucionismo e outras tradições antigas chinesas. No Japão, o zen-budismo desenvolveu uma forma única de meditação sentada, conhecida como *zazen*. A meditação agora se expandiu além de suas origens religiosas e se tornou uma prática generalizada para melhorar o bem-estar mental e físico.

Existem muitos tipos diferentes de meditação, cada um com suas próprias técnicas, objetivos e benefícios. Os principais benefícios que me interessam estão centrados em ser mais consciente do presente, para contrabalançar a mente moderna que é consumida pela ansiedade sobre o futuro e o estresse geral. Como discutimos, toda essa negatividade pode ter um efeito desastroso em seu bem-estar físico e mental. A meditação nos traz de volta ao presente, para que possamos apreciar o milagre do momento e estar sintonizados com nossa família, amigos, comunidade e o mundo ao nosso redor. Além disso, a meditação ajudará você a desenvolver resiliência diante da adversidade e do trauma, melhorando a forma como regula suas emoções.

Eu descobri que a filosofia do taoismo é particularmente útil. "Tao" é comumente traduzido como "o caminho" ou "a via" e está relacionado à ordem natural da vida, uma verdade eterna. O taoismo pode nos ajudar a gerenciar o fluxo constante de mudanças e nos colocar em equilíbrio e harmonia. Os três pilares apresentados por Lao Tzu no texto fundamental *Tao Te Ching* são:

Simplicidade: quando você reage e pensa de forma *simples* – ou seja, quando é humilde e sem afetação –, você retorna a uma fonte eterna de ser.

Paciência: ser paciente significa aceitar ou tolerar atrasos, problemas ou sofrimentos sem se irritar ou ficar ansioso.

Compaixão: essa é a capacidade de reconhecer o sofrimento dos outros e agir para ajudar.

Outros princípios do taoismo incluem:

Seguir o fluxo: quanto menos você precisar forçar as coisas, mais rápido chegará a um lugar de tranquilidade e "não ação". Segundo Lao Tzu, "Se nada é feito, nada fica por fazer".

Deixar ir: este conceito é difícil para muitas pessoas, mas se você aceitar que tudo na vida está em constante mudança, você vai deixar de ter expectativas rígidas. Acredite no seu caminho e confie no processo. Não tente antecipar tudo; mantenha sua rotina e compromisso.

Harmonia: trata-se de organizar as partes da sua vida em um todo que seja consistente com a natureza e a ordem da existência.

Respirar: reserve um tempo para ser grato por sua vida e pelas pessoas ao seu redor. Esteja aberto a ouvir e aprender coisas novas – você nunca é velho demais para isso. Os verdadeiros mestres são aqueles que estão abertos a ouvir tudo e todos, sem julgamento.

OS BENEFÍCIOS DA MEDITAÇÃO

Os benefícios da meditação são quase incontáveis! Aqui estão apenas alguns:

Aumento da autoconsciência: a meditação pode ajudá-lo a se tornar mais consciente dos seus pensamentos, emoções e comportamentos, o que leva a uma maior compreensão de si mesmo e ao crescimento pessoal.

Redução da frequência cardíaca em repouso: isso é particularmente importante para o desempenho esportivo e a longevidade em geral. Uma frequência cardíaca moderada e constante significa que seu coração não está estressado, está forte e funcionando de maneira eficiente.

Nova perspectiva sobre situações estressantes: a meditação reduz o estresse e a ansiedade, acalmando a mente e promovendo o relaxamento. Quando você alcança esse lugar de quietude e calma, você achará mais fácil colocar os altos e baixos inevitáveis da vida em perspectiva.

Maior foco no presente: a meditação regular leva você ao momento presente – o agora – em vez de ficar pensando no passado ou se sentir ansioso sobre o futuro desconhecido. Estar no momento permite que você se concentre e coloque o foco nas tarefas que estão diante de você.

Melhor imunidade: estudos mostraram que a meditação pode melhorar a função imunológica e reduzir a inflamação. Quando estou estressado, minha imunidade fica frágil e minha contagem sanguínea cai. A meditação ajuda a combater isso.

Redução de emoções negativas: a meditação aumenta nossos sentimentos de felicidade, bem-estar e contentamento. Você se torna mais paciente e tolerante com ideias divergentes e com as frustrações cotidianas.

Melhora da imaginação e criatividade: a meditação silencia o crítico interior e a autoconsciência que impedem o fluxo livre de energia criativa. Quando começamos a explorar nosso interior, descobrimos talentos que estão escondidos atrás do ego.

Melhor qualidade de sono: a meditação regular ajuda a filtrar as preocupações que o mantêm acordado à noite e sobrecarregam seu subconsciente. Isso aprofunda a qualidade do sono e reduz a insônia.

Redução da pressão arterial: a meditação pode ajudar a diminuir a pressão arterial e, por sua vez, reduzir o risco de doenças cardíacas e outras condições.

Melhor manejo de doenças crônicas: embora a meditação não cure doenças graves, ela pode ajudar a lidar com a dor, ansiedade e confusão que acompanham condições como depressão, ataques de pânico, câncer, dor crônica, síndrome do intestino irritável e dores de cabeça tensionais.

Sou frequentemente questionado sobre a diferença entre meditação e mindfulness. Embora os dois conceitos sejam semelhantes, eles têm diferenças importantes:

Mindfulness é *viver ativamente* no momento presente e estar plenamente consciente das sensações, do seu entorno e das emoções que estão passando por você. Ao praticar mindfulness, você observa seus pensamentos e sentimentos sem julgá-los como bons ou ruins. Você pode praticar a atenção plena informalmente, por meio de atividades cotidianas como comer, caminhar, escovar os dentes, andar de ônibus ou até mesmo ter uma conversa. A atenção plena é um pouco como desacelerar o filme da sua vida, para que você preste total atenção ao que realmente está acontecendo. Você está totalmente envolvido com o fluxo. Suas funções executivas (como memória, capacidade de atenção, organização, autodisciplina e planejamento) melhoram. Depois de experimentar os benefícios da atenção plena, você planta as sementes para que mais momentos como esse venham.

Meditação, por outro lado, é a prática de aquietar a mente (às vezes focando em um pensamento, ideia, objeto ou frase em particular para direcionar sua atenção para um ponto específico). Um princípio-chave da meditação é a *concentração*, onde você se coloca em um ambiente no qual o ruído do mundo exterior é reduzido. Isso não significa meditar no topo de uma montanha! Um lugar tranquilo em casa, um banco de parque ou um escritório não utilizado no trabalho servirão. A mente aquietada então deixa de lado as distrações e nos permite acessar nossa sabedoria e clareza interiores. A meditação certamente pode ensinar alguém a viver uma vida consciente!

ESTAR "FOCADO" – ALCANÇANDO O "ESTADO DE FLUXO"

Você já deve ter ouvido pessoas – atletas, artistas, dançarinos, escritores, bordadeiras, escaladores, e assim por diante – se referirem a estar "no momento", "focado" ou em um "estado de fluxo". No entanto, o que exatamente isso significa? Essencialmente, essas pessoas estão buscando o seguinte:

- Um estado de consciência onde suas habilidades correspondem perfeitamente aos requisitos da atividade que estão realizando.
- A capacidade de se concentrar totalmente na execução dessa atividade, sem distrações.
- Um estado de mente hiperfocada, às vezes espiritual, onde tudo parece possível, e começamos a ser extremamente produtivos, criativos e poderosos.

Quando você está focado, tudo parece se "encaixar". Você sente que não há limites para o que pode fazer. Todos nós temos habilidades e níveis de capacidade em determinadas atividades. E também temos expectativas sobre como essas habilidades se traduzem em desempenho. Por exemplo, se passamos muito tempo surfando, tendemos a saber do que somos capazes. Às vezes, desenvolvemos uma expectativa que não conseguimos atender. Podemos nos sentir intimidados, permitir que o medo e a ansiedade se infiltrem, ficar com medo de decepcionar a nós mesmos e aos outros, ou de ter sucesso, ou deixar que decepções passadas afetem nosso presente – há tanta coisa acontecendo abaixo da superfície que pode afetar nosso desempenho!

Entramos no foco (ou no estado de fluxo) quando nosso nível de habilidade corresponde precisamente ao desempenho ideal que temos em mente, uma vez que todas essas limitações são transcendidas. Esse estado de consciência alterada nos permite desempenhar o nosso melhor e alcançar resultados incríveis. O filósofo grego Platão escreveu sobre o "estado de inspiração divina", que poderia ser alcançado criando harmonia entre a mente e o corpo. Nossos medos são superados quando alcançamos essa harmonia, e a mente e o corpo se movem como um só. Você pode focar nos detalhes da tarefa e na mecânica do corpo (olá, mindfulness!), e nada pode perturbar sua atenção e disciplina (olá, meditação!). Com esse senso elevado de concentração, você performará no seu auge. E resultados incríveis virão!

É importante notar que esse estado mental não pode ser forçado ou "ativado" com um estalar de dedos. Ele só vem quando você já se dedicou, elevando seu nível de habilidade, e combinando isso com o trabalho que você fez para disciplinar sua mente e liberá-la para que você tenha uma visão clara do que quer alcançar. Então, quando as condições forem favoráveis, você se elevará naturalmente e atingirá o estado de fluxo.

Há algumas coisas que você pode fazer para se preparar. Em primeiro lugar, como discutimos nos capítulos anteriores, é essencial praticar o autocuidado regular: dormir o suficiente, exercitar-se com frequência, comer refeições orgânicas e nutritivas, fazer pausas ao longo do dia, respirar corretamente e reservar tempo para meditar. Isso é essencial para alcançar o desempenho ideal. Em segundo lugar, você precisa de uma visão clara de seu objetivo. A visualização é uma ferramenta poderosa que pode encorajá-lo e motivá-lo.

Nada que vale a pena na vida é fácil, e entrar no estado de fluxo requer foco, determinação, compromisso e *consistência*. Acontece que até "deixar ir" não é tão fácil quanto parece! Entrar no foco leva tempo e prática. No entanto, uma vez que você aprende a acessar o estado de fluxo, será capaz de permanecer nele por períodos cada vez maiores. À medida que suas habilidades melhoram, você perceberá que estar focado não é apenas uma experiência incrivelmente produtiva, mas também profunda. Você será capaz de ver além do véu do seu ego e das crenças autolimitantes e acessar seu verdadeiro, autêntico, ativo e belo eu.

Apesar de sua natureza ilusória, existem certas técnicas que os atletas utilizam para ajudá-los a entrar no foco. Você pode adaptar essas técnicas de acordo com o que funciona melhor para você.

Visualização: os atletas costumam imaginar os resultados desejados antes de praticar ou competir. Fazer isso os ajuda a focar no que querem alcançar e a deixar de lado as distrações.

Autoafirmação positiva: todos nós já vimos o que acontece quando um atleta se descontrola sob pressão, se repreende e não consegue conter suas frustrações. Para permanecerem focados, os atletas precisam se manter positivos, motivados e resilientes diante dos desafios. Isso pode ser alcançado por meio de autoafirmações positivas ou repetindo mantras (por exemplo, uma palavra poderosa, frase ou som).

Música: ouvir música, ou até mesmo um *podcast* inspirador ou um audiolivro favorito, pode ajudar os atletas a entrar no foco. O ritmo da música gera uma sensação de fluidez e pode aliviar parte da ansiedade antes de competir. A música também pode nos conectar a experiências ou memórias positivas de momentos em que desempenhamos o nosso melhor.

Exercícios respiratórios: como discutimos no Capítulo 5, a respiração lenta e profunda reduz os níveis de estresse e permite que os atletas foquem mais no desempenho e menos nas ansiedades. Isso não é verdade apenas para atletas; a respiração consciente ajuda qualquer pessoa com tarefas que sejam mental ou fisicamente exigentes.

Perder-se: é importante permitir-se "perder-se" em uma atividade, entregando-se completamente aos seus movimentos e ritmos. Quando isso acontece, nosso ego e crenças autolimitantes ficam em segundo plano, e prestamos atenção apenas no que está à nossa frente.

Alcançar o estado de fluxo pode ser especialmente benéfico para pessoas em trabalhos de alta pressão. Isso ajuda a aumentar a produtividade, melhorar o foco e permitir que a criatividade floresça. O estado de fluxo permite que os indivíduos acessem o subconsciente, logo além da consciência, de onde vêm a maioria das ideias e soluções criativas. Mesmo que esteja em grande parte oculto, o subconsciente é um poço profundo cheio de visões, esperanças e sonhos potentes. Precisamos trazê-los à superfície, acessar esse poder bruto e vivê-los no mundo consciente. É assim que o desempenho de uma pessoa pode superar o nível de seus esforços conscientes.

Para alcançar o estado de fluxo, é preciso se envolver em uma atividade que seja agradável, mas desafiadora. Deve ser atraente o suficiente para manter acesa a chama competitiva em nós, mas se a tarefa for muito fácil, o tédio pode surgir. Por outro lado, se a tarefa for muito complicada, a frustração pode se instalar e levar você a querer desistir. Portanto, é essencial encontrar um equilíbrio entre desafio e capacidade.

Também é necessário focar em metas ou tarefas específicas para minimizar distrações. Precisamos de objetivos claros com resultados mensuráveis. Acompanhar seu desempenho ao longo do tempo proporcionará *feedback* tangível e permitirá que você controle como gasta sua atenção e energia para melhorar.

Essencialmente, todos estamos buscando viver uma vida autêntica, sermos verdadeiros conosco mesmos e alcançar nossos sonhos e objetivos. Mas às vezes os deixamos de lado porque achamos que não fomos feitos para isso, que nosso tempo já passou ou que nossos dias de glória ficaram para trás. A arte da longevidade envolve abraçar a riqueza e o fluxo do momento – o momento *real* – em qualquer fase da vida e manter essa sensação pelo maior tempo possível.

Se seguir as dicas deste capítulo, logo começará a perceber seu potencial e a elevar sua saúde e bem-estar. A meditação abre os portões para o eu – com um pouco de prática, qualquer pessoa pode fazer isso, e é de graça! Entrar no foco – estado de fluxo – aprimora seu desempenho em qualquer campo em que você esteja. E não se esqueça de se recompensar por suas conquistas. Celebrar suas realizações lhe dará um impulso extra e lembrará por que vale a pena se dedicar.

A HISTÓRIA DE TOM CARROLL

Eu entrei em recuperação do vício em drogas em 2006. Até hoje, participar de irmandades de 12 passos desempenha um papel importante na minha vida. No décimo primeiro passo, sugere-se que "busquemos, através da oração e meditação, melhorar nosso contato consciente com um Deus de nossa própria compreensão, orando apenas por conhecimento da Sua vontade para conosco – e poder para realizar isso". Quando você usa muitas drogas diariamente, sente-se impotente para parar. Você *não consegue* parar. No fim das contas, chega a um ponto onde precisa se render a algo maior que você mesmo.

Outras pessoas no programa de recuperação pareciam muito calmas. Elas estavam limpas há muitos, muitos anos. Eu não conseguia imaginar ficar limpo por mais de 24 horas! Ver essas pessoas que estavam limpas há tanto tempo e que tinham essa calma interior teve um efeito profundo em mim. Elas conseguiam ouvir. Eram equilibradas, capazes de conversar, rir e seguir em frente. Elas tinham uma maneira de ser que eu queria para mim. Um dos caras estava realmente envolvido com a meditação. Eu queria desligar o barulho na minha cabeça, que era muito alto. Quando parei de usar todas as substâncias, em 18 de dezembro de 2006, eu precisava de ferramentas para me manter sóbrio.

A meditação tornou-se uma das principais ferramentas na minha recuperação.

Aprendi que a meditação tem que ser uma prática diária. E, assim, eu a pratiquei todos os dias, com orientação de outros no programa. Logo comecei a perceber os efeitos. Prometeram-me que, se eu continuasse, aprenderia a reconhecer o espaço entre meu primeiro pensamento e a ação que segue esse pensamento. O viciado não consegue reconhecer esse espaço; você simplesmente se entrega ao seu primeiro pensamento. Você diz a si mesmo: "Eu vou fazer o que minha mente está dizendo, e então eu já fui..." Quando não há espaço entre o nosso primeiro pensamento e a ação, somos incapazes de ver nossos erros enquanto acontecem. Porque nossos pensamentos se apresentam como tão dominantes e realistas, sem qualquer espaço para a consciência, nos tornamos propensos a ações incoerentes, aleatórias e loucas, junto com nossos pensamentos. Na verdade, nossos pensamentos não são aleatórios – eles vêm de algum lugar profundo dentro de nós, de um reservatório além da mente.

Eu não sabia nada disso quando comecei a meditar. Mas confiei naqueles que já faziam isso há muito tempo e pareciam estar em boa forma. E era isso que eu queria. *Eu* queria estar em boa forma. O desafio para mim era sentar comigo mesmo no desconhecido. Eu não sabia o que era estar comigo mesmo. No início, era desconfortável ficar sentado por mais de cinco minutos. Cinco minutos era muito tempo para mim naquela época. Meu sistema nervoso estava sempre agitado. Eu ficava inquieto o tempo todo. E, além disso, eu acolhia o estresse na minha vida. Eu trazia estresse para o meu corpo, trazia-o para o meu sistema nervoso, pois achava que era assim que a vida tinha que ser.

Mas os membros mais velhos e limpos do programa de recuperação me encorajaram a continuar. Eles me incentivavam a acordar de manhã, lavar o rosto, sentar, deixar de lado o ego e permitir que Deus entrasse. Essas eram as instruções. Era tão simples. "Não me diga 'mas' ou 'só', não quero saber. Apenas sente-se." "Você tem TDAH? Sente-se." Então eu pensei: "Ok. Eu vou simplesmente me sentar."

Depois de um tempo, graças à minha mentalidade de busca por resultados, tendo competido no surfe por tanto tempo, comecei a pensar: "Ah, vou chegar a 30 minutos. Vou chegar a 40 minutos. Vou chegar a 50 minutos!" Era uma loucura. Eu ainda estava me esforçando demais, colocando muito esforço. Mas comecei a experimentar os benefícios. Eu fiquei mais calmo. Eu estava mais capaz. Eu podia gerenciar meus relacionamentos de maneira mais eficaz. Eu estava presente. Eu conseguia me ver fazendo todos os tipos de coisas no futuro, funcionando.

Também conseguia dar um passo para trás e perceber: "Ah, eu teria feito aquilo antes, mas não estou fazendo agora. Algo está acontecendo aqui. Estou me sentindo mais tranquilo. Não preciso fazer todas essas outras coisas que acho que preciso fazer". Essa autorrealização é tão importante, e para mim, foi trazida ao me sentar regularmente sozinho de manhã, antes de o dia começar.

Assim começou o meu caminho na meditação – um estilo de meditação budista tibetana baseada na respiração e na atenção plena –, e essa foi a minha prática por dez anos.

Em certo ponto, me desviei um pouco. Estava reduzindo para apenas dez minutos, deitado na cama. Percebi que algo estava acontecendo. Percebi que eu precisava daquilo. A meditação tinha sido muito benéfica. Então, pedi ajuda por meio da oração: "Você pode, por favor, me mostrar como enriquecer minha prática de meditação?" Dias depois, encontrei um professor de meditação védica em Avalon, perto de onde moro, nas praias do norte de Sydney. Matriculei-me em um curso e percebi que aquele professor estava ali por uma razão.

A tradição védica envolve sessões de meditação de vinte minutos duas vezes ao dia, então você realmente precisa se comprometer. Eu me fortaleci durante aquele curso; ele me deu uma razão poderosa para me envolver ainda mais. Em 2018, cerca de um ano e meio depois, meu professor de meditação védica me disse: "Tom, você precisa ensinar."

"Mas eu não sou professor", eu disse.

Ele insistiu: "Tom, você *precisa* ensinar. Você é um verdadeiro professor. Precisa ver onde isso vai te levar."

"Não", eu respondi.

Agora, gostaria de vê-lo novamente. Porque a verdade é que eu ajudei algumas pessoas ao longo do caminho. Professores védicos ajudam as pessoas com sua recuperação. Eu sei que minha vida mudou por causa disso. Foi uma sensação boa, ver isso acontecer naturalmente ao longo dos anos. Mas cobrar dinheiro de alguém por um curso? Eu tinha dificuldades com isso, e ainda tenho. Mas então pensei: "Por que não? Vamos fazer o curso de professor." Então, fiz o curso para me tornar professor de meditação védica e comecei em 2020, quando a pandemia de covid-19 nos deixou todos em confinamento. Imagine só

— um ex-surfista profissional que abusava de substâncias ensinando meditação védica!

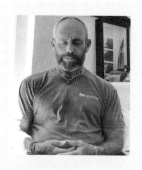

A tradição védica tem cerca de 8 500 anos. É uma técnica testada e comprovada, passada pelos mestres que investigaram a verdadeira natureza de si mesmos e desenvolveram e aperfeiçoaram sua prática. Isso não é algum aplicativo de iPhone que você atualiza. Estamos falando da condição humana aqui. Quando olhamos para a natureza da realidade, vemos isso através da lente da nossa consciência. A consciência é como percebemos as coisas. Dependendo do seu estado de consciência, é assim que você vê o mundo. Todos nós temos nosso próprio estado único de consciência. Eu não posso mudar o seu, e você não pode mudar o meu. E eu não quero depender de crença aqui. Precisamos buscar a experiência. Não estou tentando dar a você uma religião. Não estou tentando dizer no que você deve acreditar. Vá em busca da sua própria experiência direta de si mesmo.

Os mestres védicos mergulharam fundo e investigaram a natureza da realidade. E eles desenvolveram essas lindas técnicas. No estilo transcendental de meditação, usamos o que chamamos de mantra *Bija*, palavra que significa semente. Isso significa que é um mantra que não é falado externamente, mas pensado internamente. E esse mantra utiliza a vibração do pensamento. Parece complicado?

Sabemos que Nikola Tesla foi um ser humano extraordinário, um engenheiro elétrico que estudou profundamente a ciência da eletricidade e vibração. Ele acreditava que, se quiséssemos entender a natureza da realidade, deveríamos olhar para vibração, energia e frequências. O que acontece quando temos muitos pensamentos passando pela nossa mente, todos muito intensos, e estamos cheios de estresse no sistema nervoso e na fisiologia geral? Nosso equilíbrio interno começa a mudar. Começamos a deteriorar. Nosso sistema começa a se desintegrar em um nível celular.

O que fazemos quando não temos nada em nossa vida, que nos permita voltar ao nosso verdadeiro eu, que nos ofereça a chance de experimentar a nós mesmos em nosso estado mais calmo? A prática regular da meditação pode nos levar a uma quietude, a um centro, que é o contentamento interior supremo. Se não temos essa experiência de nós mesmos nesse estado de contentamento, é provável que estejamos exagerando, porque é assim que nossas vidas são vividas hoje em dia.

Por isso, a meditação é mais relevante agora do que em qualquer outro momento da história humana – nunca fomos tão bombardeados por informações, competindo pelo nosso tempo e atenção. E convencemos a nós mesmos de que precisamos de toda essa informação. Entramos em "modo de aquisição", e então nunca conseguimos o suficiente. Ficamos obcecados com a confusão, nos perdemos. Essa é uma experiência humana típica. Pensamos que somos apenas "humanos *fazendo*", em vez de "humanos *sendo*". E se outra pessoa não está fazendo o que estamos fazendo, achamos que ela não é humana! Chegamos a olhar para elas como se não fossem nem seres humanos, quando, na verdade, somos nós que esquecemos disso.

Todo mundo, então, se torna igual. E aí estamos realmente em um terreno instável. Os mestres védicos sabiam disso, mas suas técnicas costumavam ser bastante exclusivas. Você tinha que fazer uma longa jornada até as montanhas do Himalaia para encontrar um professor, e essa jornada poderia levar três ou quatro semanas. E então o professor poderia olhar para você e dizer: "Ah, volte daqui a um mês. Faça esta prática todos os dias, e depois volte. Talvez então eu lhe ensine.".

Perguntaram-me sobre meus objetivos ao ensinar meditação, e o único que realmente tenho é trazer o maior número possível de pessoas para essa experiência. Esse é meu impulso. Eu tive que ser incrivelmente determinado para me tornar campeão mundial de surfe, mas este é um tipo diferente de motivação, uma sensação diferente. Se você sente uma necessidade forte, mas acha que não consegue meditar, peça a alguém para guiar você. Todos nós precisamos de professores e todos nós precisamos estar abertos para aprender. Não podemos enxertar uma nova ideia em uma mente fechada. É importante se abrir para a possibilidade de que alguém possa ajudar você a ir além de si mesmo e explorar o desconhecido.

A meditação é uma forma maravilhosa de descarregar o estresse. É uma maneira linda de nos experimentarmos como seres humanos, e não como seres que apenas *fazem*.

Em última análise, só quero ser quem eu sou, plenamente, e continuar evoluindo. Se eu tivesse um objetivo pessoal, seria aprimorar minha capacidade de trazer constantemente bom discernimento para minha vida.

7.
CONECTANDO-SE AO AMBIENTE AO SEU REDOR

Atualmente, enfrentamos uma ameaça existencial decorrente dos efeitos devastadores das mudanças climáticas. Poluição, desmatamento, incêndios florestais, perda de florestas e outros habitats vitais, derretimento das calotas polares, urbanização descontrolada, oceanos degradados... A lista é interminável, e é fácil se sentir sobrecarregado e perdido. Como a humanidade chegou a esse ponto? Qual será o próximo desastre?

Com tantas ameaças à nossa existência, é mais importante do que nunca mantermos nossa conexão com o meio ambiente – respeitá-lo, sermos gratos por ele e permitirmos que ele faça sua magia para afetar positivamente nossa saúde e longevidade. Como em qualquer relacionamento, não devemos negligenciá-lo: precisamos fazer um esforço consciente para *nutrir* essa conexão.

É somente estando *na* natureza que realmente nos conectamos com ela, aprendendo como ela funciona e qual é o nosso papel dentro dela. Apreciar a parte que todos desempenhamos gera gratidão e admiração, e disso surge um senso maior de responsabilidade pessoal e o desejo de proteger. Desenvolvemos uma compreensão melhor de como podemos viver em harmonia com o mundo natural e reduzir nosso impacto sobre ele. Por meio dessa conexão mais profunda, começamos a nos ver como *parte* da natureza, em vez de *separados* dela. Prejudicar a natureza é prejudicar a nós mesmos; curar e aproveitar a natureza é curar e nutrir a nós mesmos – física, mental e espiritualmente.

Ao nos engajarmos ativamente com a natureza, incentivamos outros a fazerem o mesmo, enquanto colhemos seus benefícios. Por isso, conectar-se com a natureza é crucial em qualquer discussão sobre longevidade. Seja incorporando caminhadas pela mata e nados no oceano à sua rotina, praticando meditação e exercícios respiratórios na praia, ou apenas indo a um parque para sentar e se desconectar da tecnologia durante o intervalo do almoço, cada vez que você se engaja, está tomando uma decisão ativa de levar uma vida mais saudável e limitar o que pode restringir sua vida.

Não há desvantagens – os seres humanos sempre existiram (e evoluíram) de acordo com as leis da natureza – e, seja aprendendo sobre plantas e animais, ou participando de iniciativas comunitárias como limpezas ou plantio de plantas nativas, conectar-se com a natureza é uma das melhores coisas que podemos fazer, não apenas para o nosso bem-estar físico e mental, mas também para o planeta. Não são necessários grandes gestos: pequenas ações podem fazer uma grande diferença.

Já se sentiu sobrecarregado, apesar de fazer tudo o que deveria para ter uma vida equilibrada e saudável? Você faz exercícios regularmente, gerencia sua dieta e mantém o sono em dia, mas ainda se sente desconectado do ambiente? Você já percebeu que marcou todas as caixas do que a sociedade moderna diz ser importante para a boa saúde, mas ainda sente um vazio, falta de energia ou uma desconexão com o mundo ao seu redor? Se for esse o caso, coloque seus sapatos de caminhada, pegue uma prancha de surfe ou coloque suas luvas de jardinagem e vá para fora. Interagir com o seu ambiente natural pode ser a peça que falta na sua jornada para a saúde holística e a longevidade.

Frequentemente, me perguntam o que quero dizer quando falo sobre "se engajar com o ambiente". Engajamento é quando você combina o respeito pelo mundo natural com atividades ao ar livre de que você gosta, para gerar sentimentos positivos e um senso de admiração. Se você vê sua praia favorita suja de lixo, latas e entulho em um dia que seria lindo, pode levar uma sacola de lixo e luvas na sua caminhada com amigos e ajudar a limpá-la. Você pode se juntar a um grupo de corrida em trilha com pessoas que compartilham seu entusiasmo pela natureza, e que são respeitosas e incentivadoras umas com as outras. Você pode visitar um mercado de agricultores locais, em vez de ir ao supermercado, e conhecer as pessoas que cultivam suas frutas e vegetais. Fará escolhas mais responsáveis com o seu dinheiro e ainda se divertirá com os moradores locais! Harmonia, alegria, um senso de bem-estar e tranquilidade, e gratidão pelo trabalho dos outros surgem ao nos engajarmos com a natureza.

Aqui estão algumas dicas práticas para você começar:

- Reserve um tempo todos os dias para apreciar o mundo natural. Combine isso com sua rotina de exercícios ou meditação. Você pode parar e se sentar à beira do oceano, de um rio ou apenas observar a chuva. Pode também fazer uma caminhada à luz do luar. A natureza, o clima, o canto dos pássaros – está em toda parte! Você só precisa sair e se conectar, seja correndo para pegar uma prancha de stand up paddle ou abrindo a janela quando uma tempestade se aproxima.

- Plante flores, ervas, suculentas – qualquer coisa! Use vasos na sua janela, varanda ou pátio para trazer um toque de natureza para sua casa. Plantas em vasos adicionam cor, vivacidade e até mesmo atraem pássaros ao seu redor. Eu moro em um apartamento e tenho uma coleção de bonsais na varanda. Adoro passar um tempo todas as manhãs regando-as, moldando-as e sentindo sua energia.
- Participe de um jardim comunitário ou clube de jardinagem e aprenda sobre plantas nativas ou como cultivar vegetais e ervas. Não há nada mais orgânico – ou mais gratificante – do que cultivar sua própria comida.
- Conecte-se com a vida selvagem ao seu redor por meio da observação de pássaros. Compre um guia de campo e veja quantas espécies você pode identificar. Torne-se um especialista nas aves da sua área.
- Abrace seu ativista interior. Participe de eventos que promovem a conscientização ambiental em sua comunidade. Voluntarie-se em um projeto local de conservação para ajudar a causar um impacto positivo. Recolha o lixo onde quer que o veja!
- Contemplar as estrelas em uma noite clara lhe dará uma sensação de admiração e conexão com o universo além do nosso planeta. Às vezes, é bom se sentir pequeno!

Como surfista ávido e parte da comunidade profissional do surfe, sou abençoado por passar muito tempo na natureza, observando a ação da água e maravilhando-me com as criaturas marinhas. Estar na natureza não apenas traz o melhor em nosso desempenho esportivo, mas também traz o melhor em nossas personalidades. O oceano não é apenas uma fuga de nossas vidas ocupadas, mas uma oportunidade de nos conectarmos, aprendermos e expandirmos nossas mentes. Cada vez que remei para o mar, era uma aventura empolgante – cérebro e corpo se ativam, sentimos um senso de liberdade e apreciamos a beleza e a natureza selvagem ao nosso redor.

O surfe também significa escolher diferentes locais, ler o clima e procurar novas ondas e novas experiências. Tive a sorte de viajar para ilhas distantes e aprender sobre diferentes culturas. Cada ambiente é deslumbrante à sua maneira, com sua própria vibração, energia e variedade de plantas e animais.

Veja como se engajar com o meio ambiente pode melhorar sua longevidade:

- Estudos mostram que passar tempo na natureza pode reduzir a pressão arterial, melhorando sua aptidão geral e reduzindo o risco de doenças cardíacas.
- Assim como a meditação, conectar-se com o meio ambiente afeta positivamente sua saúde mental, reduzindo o estresse e a ansiedade, diminuindo a frequência cardíaca e promovendo a criatividade.
- Conectar-se com a natureza proporciona um maior senso de propósito e significado. Estudos mostram que pessoas que se sentem conectadas ao mundo natural são mais propensas a protegê-lo. Esse senso de propósito é um dos principais fatores que contribuem para a longevidade e uma vida mais gratificante.
- Os efeitos calmantes da natureza criam uma sensação de equilíbrio ao fornecer um refúgio da correria do dia a dia. Para

a maioria das pessoas, prestar atenção aos sons, visões, cheiros e texturas da natureza é completamente diferente de estar no ambiente de trabalho.

- Pesquisas mostram que pessoas que passam tempo na natureza experimentam melhorias na circulação, aumento dos níveis de energia, controle de peso saudável, padrões de sono melhorados, maior capacidade de atenção e melhor memória. Faz sentido! Quando estamos na natureza, estamos cercados por beleza e inúmeros novos estímulos, o que nos mantém engajados, estimula nosso cérebro e cria novas conexões neurais, algo que estar em ambientes internos simplesmente não consegue fazer.

Sou grato por sempre ter vivido perto da natureza – minha casa de infância no Brasil era cercada por parques, e nos fins de semana eu ia para nosso apartamento na praia ou para nossa casa de campo no interior. À medida que cresci, meu objetivo era viver ainda mais perto da praia, de preferência em algum lugar com ondas perfeitas. Hoje, sou abençoado por chamar de lar o deslumbrante Coolangatta, na Gold Coast de Queensland. Meu apartamento fica a cerca de 200 metros de um dos melhores *point breaks* do mundo, Kirra Point, e minha clínica fica a apenas 700 metros de outro famoso *point break*, Snapper Rocks! Não poderia estar mais grato por poder me conectar com a natureza logo à minha porta.

A IMPORTÂNCIA DA CONEXÃO COM O AMBIENTE PARA ATLETAS

Apesar de suas incríveis façanhas, os atletas ainda são humanos e precisam cultivar conexões significativas com a natureza, assim como o resto de nós. Surfistas profissionais, escaladores e ciclistas de montanha precisam se conectar com o ambiente para maximizar o desempenho, manter a saúde no longo prazo e evitar lesões. No nível de elite, esporte e estilo de vida se cruzam de maneira saudável. Há uma boa razão pela qual a maioria dos surfistas tende a ter uma mentalidade positiva, um senso de equilíbrio e paz quando estão na água. E não se esqueça do velho ditado: "Um dia ruim nas ondas é melhor do que um bom dia no escritório!".

Para os atletas que precisam competir em ambientes fechados, sair ao ar livre permite que eles façam uma pausa em suas rotinas de treinamento, se reiniciem e voltem mais fortes, com uma perspectiva melhor. Mas, independentemente de sermos atletas de elite ou não, todos podemos nos beneficiar de uma pausa! Particularmente quando você está lesionado, precisa desacelerar, e estar ao ar livre dá o espaço para recalibrar.

Conectar-se com a natureza também pode ajudar os atletas a prevenir lesões, melhorando sua coordenação, estabilidade, mobilidade e agilidade, além de aumentar força e resistência geral. Qualquer pessoa que tenha feito treinamento cruzado subindo dunas de areia, enfrentando as ondas ou experimentado ioga em pranchas de stand up paddle, para melhorar o desempenho em outro esporte, saberá do que estou falando! A natureza oferece uma energia especial que ressoa com as vibrações naturais do nosso corpo; essa relação ajuda os atletas a se manterem focados em seus objetivos e a manter uma boa saúde mental. Nunca devemos subestimar a energia e a força da natureza, e os humanos ainda estão aprendendo a aproveitar isso de forma eficaz.

COMO A NATUREZA AJUDA SEU BEM-ESTAR

Muitos de nós vivemos nossas vidas com medo: medo de julgamentos sobre nosso *status* no mundo; medo da opinião dos outros; medo do futuro; medo de fazer as coisas que amamos porque não nos sentimos dignos; medo da mudança; medo do momento presente. Observar o mundo natural ao nosso redor pode ajudar a compensar esses medos e nos permitir apreciar a vida de maneira mais profunda. Para mim, quando estou surfando – observando as séries de ondas no horizonte, sentindo o movimento da água ao meu redor, observando o fluxo e refluxo, maravilhado com a vida marinha – estou totalmente no momento, sem me preocupar com o passado ou o futuro.

Existem muitas maneiras pelas quais estar na natureza beneficia nosso bem-estar:

Redução do estresse: estar na natureza ajuda a reduzir os níveis de cortisol, o hormônio do estresse.

Melhora do humor: passar tempo na natureza melhora o humor e reduz os sintomas de ansiedade e outros distúrbios. A natureza proporciona um senso de admiração e maravilhamento. Nossos problemas podem ser colocados em perspectiva, o que nos ajuda a nos sentir mais positivos e revigorados.

Aumento da atividade física: sair ao ar livre e se movimentar nos conecta com a natureza de uma forma que os humanos têm feito por eras. É nosso estado natural e ativa nosso corpo e mente – e não se esqueça do entusiasmo que vem com os esportes ao ar livre!

Mais qualidade no sono: a luz natural ajuda a regular nossos ritmos circadianos, liberando serotonina – a química que controla nossos humores, emoções, apetites e sistema digestivo. No final do dia, a escuridão libera melatonina, que nos prepara para uma boa noite de sono. Ser ativo ao ar livre durante o dia significa que teremos uma noite tranquila, onde nosso corpo se recarrega e as células vitais se regeneram.

Função cognitiva aprimorada: estar na natureza aguça nossas funções cognitivas, como atenção, foco e memória. Nossas preocupações desaparecem; estamos no momento presente.

Sistema imunológico fortalecido: estar na natureza fortalece o sistema imunológico e melhora a saúde geral. Microrganismos inofensivos estão em abundância na natureza e, ao inalá-los ou engoli-los, nossa imunidade é fortalecida e fica mais preparada para combater ameaças mais sérias.

PRATICANDO APRECIAÇÃO E GRATIDÃO

Talvez a melhor parte de se imergir na beleza do mundo natural sejam os sentimentos de apreciação e gratidão, duas emoções importantes que devemos promover ativamente e trazer para nossa rotina diária. Afinal, a natureza nos fornece os elementos essenciais para a sobrevivência – a água, a luz do sol, os nutrientes no solo que chegam até nós por meio dos alimentos, os insetos que polinizam as flores, os fungos que decompõem a matéria orgânica. Como não ser grato por tudo isso?

Todas as manhãs, após meditar, eu saio na minha varanda e expresso minha gratidão pela beleza ao meu redor e por tudo o que tenho. Agradeço por ser tão afortunado e por estar vivo. Quando você foca nas coisas boas e expressa gratidão por elas, você desvia o foco dos pensamentos e emoções negativas. Isso ajuda a reduzir o estresse e a ansiedade. Gratidão é um estado mental que pode conduzi-lo positivamente ao longo do dia.

Vamos examinar esses dois conceitos em mais detalhes.

Apreciação

O dicionário define "apreciação" como "o reconhecimento e o prazer nas boas qualidades de alguém ou algo" e "uma compreensão completa de uma situação".

Apreciar é notar as pequenas coisas na vida – os belos detalhes, os pequenos fios na tapeçaria que compõem o todo. É difícil apreciar plenamente a vida sem se imergir nos pequenos milagres diários que estão continuamente acontecendo ao nosso redor. Quando isso ocorre, seu foco e atenção se tornam tão agudos que até os menores incidentes podem trazer prazer. Seu corpo e sentidos estão absorvendo o mundo ao seu redor, digerindo-o e extraindo bem-estar dele.

Praticar a apreciação envolve a mente e ativa as sinapses do cérebro. Começamos a ver o mundo de uma nova maneira. Ficamos mais propensos a notar as coisas boas e valorizá-las.

Certamente, "apreciação" pode significar coisas diferentes para pessoas diferentes. Algumas pessoas apreciam o valor de ser econômico e viver uma vida sustentável que beneficia a natureza, a economia e a sociedade em geral. Outras apreciam conquistas pessoais – os incríveis avanços que os seres humanos são capazes de realizar, ou simplesmente ser a melhor versão de si mesmos. Outras ainda apreciam relacionamentos, o poder da música, ou o humor e o riso. O poder de protestar por uma causa em que se acredita ajuda algumas pessoas a apreciar a comunidade e a nossa capacidade de promover mudanças. A apreciação permite que as pessoas foquem no que elas têm, em vez do que falta em suas vidas.

Existem muitas maneiras de praticar a apreciação: você pode manter um diário de gratidão, ser intencional ao expressar agradecimento a outras pessoas, incorporar a apreciação em sua rotina de meditação, ou simplesmente abrir a porta, caminhar lá fora, abrir os olhos e sorrir.

Mostrar apreço pelos outros, reconhecer suas qualidades positivas e o efeito que tiveram em nossas vidas, nos dá uma maior sensação de conexão com a comunidade. Nossa empatia é exercitada; sentimos as alegrias e dores dos outros e somos capazes de nos colocar no lugar deles por um momento. Pesquisas mostram que pessoas que praticam a apreciação regularmente experimentam aumento da felicidade, melhor saúde física, relacionamentos aprimorados e maior resiliência diante da adversidade. Se você cultivar uma mentalidade positiva e focar nas coisas boas da vida, melhorará seu bem-estar geral e levará uma vida mais satisfatória.

Gratidão

Enquanto a apreciação é o reconhecimento e a compreensão das coisas positivas em nossa vida, e de como elas nos influenciam e moldam nossa visão de mundo, a gratidão é a *expressão ativa* dessa apreciação. A gratidão é frequentemente expressa por aquelas coisas em nosso círculo imediato: nossa família, nossos amigos, filhos, a comida em nossa mesa, nosso lar. Mas pode ser expandida para muito mais, como o milagre de ser e o próprio universo. A maioria de nós foca nossa gratidão nos aspectos positivos de nossas vidas e reconhece as coisas boas que temos; mas também podemos ser gratos pelos desafios que nos moldaram, que nos ensinaram lições, que nos permitiram triunfar sobre a adversidade e florescer.

Gratidão não se resume em declarações longas, demonstrações elaboradas de emoção ou presentes caros. A gratidão é gratuita. Pode assumir a forma de algumas palavras simples, um mantra, uma nota para um amigo, ou pode ser apenas um sentimento, um calor no coração.

Pesquisadores começaram a estudar a ciência da gratidão, ajudando-nos a entender exatamente o que contribui para nosso bem-estar físico, emocional e mental. Suas descobertas sugerem que praticar a gratidão pode realmente alterar a estrutura e a função do cérebro, levando a mudanças benéficas no longo prazo em nosso pensamento e comportamento. É um lindo círculo: quanto mais grato sou, mais beleza vejo e mais feliz me torno.

"Quando você é grato, o medo desaparece
e a abundância aparece."

TONY ROBBINS

Algumas pessoas descreveram a gratidão como uma espécie de "cola social" e o segredo para construir e nutrir relacionamentos. Um estudo com adolescentes mostrou uma associação entre a gratidão e sua capacidade de aumentar a coesão social, incentivar o apoio aos outros e gerar empatia pelo bem-estar daqueles que estão passando por dificuldades. Um resultado fascinante mostrou que os meninos, em particular, se beneficiam da prática da gratidão. Eles também se beneficiam enormemente ao receber apoio da família – onde suas forças e fraquezas são discutidas diariamente. Expressões simples como

"Tenho orgulho de você", "Você me inspira", "Estou empolgado para ver aonde essa oportunidade vai te levar", "Eu te amo e quero deixar a dor do passado para trás" podem ter um efeito extremamente positivo.

Outros estudos mostram que ser grato traz uma variedade de benefícios que contribuem para nossa longevidade, melhora no desempenho físico e melhor saúde mental. Na verdade, vivemos vidas mais longas e significativas se praticarmos a gratidão regularmente! Somos mais motivados pelos outros, aproveitamos a dança da vida, nossos níveis de estresse são reduzidos, assim como nossa frequência cardíaca e pressão arterial. Ficamos mais propensos a nos exercitar e sentimos menos fadiga durante os treinos. Além disso, pessoas gratas tendem a sentir menos dores e incômodos à medida que envelhecem – a gratidão faz você se movimentar (caminhar com amigos que enchem sua xícara, ir à praia para assistir ao nascer do sol, ir de bicicleta para o trabalho para poder apreciar o mundo ao seu redor, em vez de ficar verificando suas redes sociais sem parar).

Pessoas gratas tendem a ser menos estressadas, têm menos dor de cabeça, dormem mais profundamente, ficam menos fatigadas e têm melhor saúde digestiva, já que seu sistema nervoso simpático (resposta de luta ou fuga) não é constantemente acionado. Em vez disso, o sistema nervoso parassimpático (o sistema que permite que o corpo descanse e digira em paz) é mais ativado. Já discutimos a conexão entre o intestino e o cérebro. A paz de espírito ajuda seus órgãos a funcionarem corretamente e afeta positivamente toda a sua fisiologia. A paz de espírito pode levar a um intestino mais saudável. Lembre-se, tudo está conectado.

Algumas pessoas podem achar difícil falar do coração. Talvez sejam tímidas, inseguras ou tenham medo de soar estranhas ou de serem rejeitadas. Mas a verdadeira gratidão é libertadora: o ego encolhe, as pessoas se fortalecem estando perto de você. A gratidão é como um músculo, uma vez que você começa a exercitá-la, mais naturalmente ela vem e mais força ela desenvolve. A gratidão não precisa envolver palavras – você pode expressá-la com um sorriso, uma risada, um cumprimento, um sinal de joia ou até mesmo um *emoji* bobo!

Então, reserve uma sessão de tempo todos os dias para expressar sua gratidão por tudo o que você tem. Eu pratico a gratidão de manhã, quando acordo, e à noite, antes de dormir. Às vezes, a gratidão simplesmente me invade após uma sessão de surfe ao meio-dia, deixando-me com um grande sorriso que levo comigo pelo resto do dia.

É tão fácil focar nas coisas que você não tem na vida, nas oportunidades que não lhe foram apresentadas, nos eventos às vezes injustos ou aleatórios que levam alguns ao sucesso e outros ao fracasso. É difícil ser grato quando você está cercado de problemas, quando não se sente "abençoado" ou quando a vida tirou algo ou alguém que você ama. Entretanto, mesmo na perda, você ainda pode sentir gratidão pelo impacto que a vida de uma pessoa teve sobre você, ou pela próxima porta que vai se abrir, ou pela chance de recomeçar. Todos nós devemos aprender a saborear os bons momentos quando eles surgem, e dar a devida importância a eles.

Aqui estão algumas dicas de como praticar a gratidão:

- Diga algo simples como "obrigado" ou "eu te agradeço" para alguém que fez algo gentil ou útil.
- Seja grato pelo amor e apoio de sua família e amigos.
- Agradeça a alguém que lhe ofereceu orientação ou mentoria, seja em uma situação desafiadora ou para alcançar seus objetivos.

- Separe um momento para olhar ao redor e apreciar a beleza da natureza – a luz do sol entrando pela janela, o movimento das nuvens, os insetos voando no seu jardim, o canto dos pássaros, as estrelas no céu noturno.
- Sinta-se grato pela oportunidade de aprender e crescer, seja por meio da educação, de viagens, livros, música, comida ou outras experiências de vida.
- Sinta gratidão pela saúde que você tem, em qualquer idade, pela capacidade de se engajar em atividades físicas e em seus *hobbies*.
- Expresse gratidão antes de ir para a cama todas as noites – você dormirá mais tranquilamente e terá sonhos melhores!
- Seja grato por ter infinitas oportunidades de fazer um impacto positivo no mundo e na vida das pessoas próximas a você.
- Reconheça os esforços da sua equipe de trabalho e colegas, e expresse gratidão pelas contribuições deles em um projeto ou reunião.
- Reconheça e seja grato pelas pequenas coisas cotidianas que muitas vezes esquecemos da importância que têm, como uma xícara de chá quente, um abraço, uma boa refeição, uma noite de sono tranquila.

Benefícios da prática de gratidão incluem:

Melhora da saúde mental: a gratidão tem sido demonstrada como capaz de reduzir os efeitos e sintomas da depressão, ansiedade e estresse. A gratidão abre a porta para emoções como felicidade e contentamento.

Melhora da saúde física: a gratidão beneficia nosso sono e pressão arterial, reduz a inflamação no corpo e melhora o sistema imunológico e a saúde cardíaca.

Melhores relacionamentos: quando você expressa gratidão aos outros, isso aumenta os sentimentos de conexão e empatia, e ajuda a fortalecer seus relacionamentos. Você fica mais propenso a perdoar, confiar, ser você mesmo, sentir empatia e trabalhar pelo bem-estar dos outros.

Aumento da resiliência: praticar gratidão ajuda a construir força e a lidar melhor com situações desafiadoras.

A gratidão pode ser uma força poderosa na forma como moldamos nossas atitudes, abrindo portas para diferentes perspectivas e experiências. Tornamo-nos participantes ativos na bondade em nossas vidas; vivemos com mais alegria. Sua mente e seu coração se abrem, e você passa a ver não apenas o "quadro geral", mas também os milhões de milagres cotidianos acontecendo bem diante de seus olhos.

8.
COMPROMETENDO-SE COM A RECUPERAÇÃO

Se você está realmente comprometido com sua longevidade – e começou a praticar todos os hábitos e rotinas saudáveis descritos nos capítulos anteriores –, então você também precisa se comprometer com a prática da *recuperação*. No que diz respeito ao seu bem-estar físico, mental ou emocional, a importância da cura, de recuperar sua força e de permitir que seu corpo e mente se reiniciem para manter o curso no longo prazo não pode ser subestimada. Na verdade, a recuperação é tão importante quanto o treinamento físico e mental, e a nutrição, mas muitas vezes é o elemento menos discutido.

No curto prazo, uma recuperação adequada resultará em uma melhoria no desempenho durante competições ou treinos, por conta da diminuição da DOMS (*delayed onset muscle soreness*) [dor muscular de início tardio]. A DOMS é aquela dor e fadiga que você geralmente sente alguns dias após um treino ou atividade intensa. No longo prazo, uma recuperação apropriada garantirá uma boa saúde mental, reduzindo o estresse, minimizando o risco de lesões e ajudando você a construir força.

Infelizmente, tive que aprender sobre a importância da recuperação da maneira difícil. Durante muitos anos, enquanto estava na universidade e viajando pelo mundo, eu regularmente trabalhava de 10 a 14 horas por dia, levando meu corpo e minha mente ao limite absoluto. Além disso, eu estava dormindo muito pouco (4 a 6 horas por noite). Achava que esse era o caminho para progredir e alcançar meus objetivos. Vivemos em uma cultura que valoriza o "esforço implacável", seja na academia, na sala de aula ou no ambiente de trabalho – e há muitas pessoas que incentivam esse caminho! No entanto, ao me comportar dessa maneira, acabei me lesionando repetidamente. Tive que passar por duas cirurgias no joelho, tive protrusão discal, dor no ombro, alguns casos graves de gripe, sem mencionar muito estresse e tumulto emocional.

Felizmente, consegui atravessar esse período realizando os exercícios que descrevi anteriormente, sessões terapêuticas com um rolo de massagem, rotinas de alongamento e prestando muita atenção ao que eu estava comendo. Se não tivesse feito tudo isso, minha condição teria sido muito pior.

Talvez a lição mais valiosa que aprendi nesse tempo tenha sido a importância de ter um sono adequado e restaurador. É tão simples – e não custa nada! Se você não dorme o suficiente: perde massa muscular; queima menos gordura, tornando mais difícil gerenciar seu peso; e, lentamente, destrói seu corpo e mente. Parece loucura e contraintuitivo, mas é verdade. O sono é absolutamente fundamental para o nosso bem-estar mental e físico e essencial para um bom desempenho. Provavelmente é o passo mais básico – mas também o mais importante – quando se trata de recuperação.

A recuperação deve ser uma *prioridade*, não um *pensamento tardio*. Investir em sua cura deve fazer parte de sua rotina diária – tão crucial quanto exercitar-se, meditar, alimentar-se bem e sair e curtir a natureza. E lembre-se, o que você faz *todos os dias* é mais importante do que o que faz *ocasionalmente*! Se seguir as dicas de recuperação deste capítulo, logo verá melhorias no seu desempenho, força e bem-estar geral.

Antes de mergulharmos nos elementos-chave da recuperação, aqui está o que você precisa fazer primeiro para colocar-se na mentalidade certa.

RECONHEÇA A IMPORTÂNCIA DA RECUPERAÇÃO

O primeiro passo é entender plenamente por que a recuperação é tão importante. O fato é que a maioria das pessoas não dá a devida atenção. Elas precisam prestar *mais* atenção ao valor do descanso, do relaxamento e do reabastecimento. Erroneamente, acreditam que se esforçar ao máximo é a única maneira de ter sucesso. Mas, como descobri, forçar-se incansavelmente só vai atrasá-lo e levar seu corpo ao colapso. Isso resultará em esgotamento, lesões e frustração quando você atingir um platô ou até começar a regredir. Para prosperar no longo prazo, você deve aceitar que a recuperação é tão importante quanto qualquer outra parte da sua jornada em busca de maior longevidade. Praticar uma boa recuperação não é sinal de fraqueza, mas de sabedoria.

CRIANDO UM PLANO DE RECUPERAÇÃO

O próximo passo é estabelecer um plano claro e eficaz, ou seja, identificar as áreas que precisam de atenção e desenvolver estratégias para abordá-las. Isso pode incluir massagens regulares, alongamentos, uso de rolo de massagem, meditação, hidratação, boa nutrição, sono adequado e apoio social. Também pode envolver protocolos de recuperação mais complexos, que vou detalhar mais adiante neste capítulo. O mais importante é que, ao ter uma rotina estruturada para a recuperação, você a coloca como prioridade em sua vida.

ACOMPANHE SEU PROGRESSO

Monitorar seu progresso é essencial para manter o comprometimento. Seja por meio de um diário, um rastreador de condicionamento físico, um aplicativo ou com a ajuda de um treinador, registrar seus esforços de recuperação, seus resultados e seus desafios em andamento o manterão motivado e no caminho certo. Você verá o quanto já avançou, onde precisa melhorar e quão longe ainda pode chegar. Essa consciência trará uma sensação de realização e alimentará sua determinação para continuar.

MANTENHA-SE POSITIVO E SEJA COMPASSIVO CONSIGO MESMO

Manter uma mentalidade positiva e compassiva é essencial. Embora permitir que seu corpo se cure durante seu regime de treinamento seja essencial para prevenir lesões, nem sempre pode evitar se machucar! A vida acontece. Aceite que contratempos e obstáculos fazem parte da jornada e que você não está sozinho ao enfrentá-los. Seja gentil e paciente consigo mesmo, especialmente durante períodos de estresse ou dor. Em vez de se punir por um treino perdido ou um dia ruim, foque no seu progresso e em como se recuperar. Comemore as pequenas vitórias e seus esforços para melhorar sua vida. Você está em um caminho que tem picos e vales, altos e baixos.

BUSQUE AJUDA QUANDO PRECISAR

Por fim, não tenha medo de pedir ajuda quando necessário. Seja de um terapeuta, treinador, amigo ou grupo de apoio, buscar ajuda dará o impulso e a orientação necessários para manter-se no caminho certo. Não deixe que o orgulho ou a vergonha o impeçam de obter a ajuda de que precisa para se curar e crescer. Lembre-se de que todos precisamos de suporte às vezes, e pedir ajuda é um sinal de força, não de fraqueza.

Comprometer-se com a recuperação significa que você está dando um passo decisivo para atingir seus objetivos e viver sua melhor vida. Reconhecer a importância do descanso e da renovação, criar um plano de recuperação, acompanhar o progresso, manter uma atitude positiva e compassiva e buscar ajuda quando necessário garantirão que você continue motivado e preparado para superar desafios. Lembre-se de que a recuperação não é um evento único, mas uma jornada para a vida toda.

Agora que abordamos o "porquê" da recuperação, vamos explorar o "o quê" – tratamentos que variam desde os mais básicos até os mais avançados na medicina.

MASSOTERAPIA

Todos os atletas sabem o quanto a recuperação muscular é vital para o desempenho. Existem várias maneiras de alcançar isso, e o sono adequado, a nutrição e hidratação são apenas o começo. Por que você não considera adicionar massoterapia à sua rotina de recuperação? Os benefícios da massoterapia incluem:

Redução da tensão e dor muscular: após um treino ou competição desafiadora, é comum sentir dor e tensão muscular, que podem durar dias e atrasar seu tempo de recuperação. Existem muitos tipos de massagem: massagem de tecido profundo (focada nas camadas internas dos músculos e tecidos conectivos), pontos-gatilho (liberando dor e tensão em "nós" específicos nos músculos e fáscia), e massagem esportiva (abordando as partes do seu corpo que suportam a carga ou o impacto de uma atividade específica) para atingir áreas de dor e rigidez, diminuir a tensão muscular e promover o fluxo sanguíneo. A manipulação de tecidos moles como músculos, ligamentos, tendões e fáscia ajuda a reduzir a inflamação e aliviar a dor muscular.

Melhoria da flexibilidade e mobilidade: se você é ginasta ou dançarino competitivo, a flexibilidade e a mobilidade são essenciais para o desempenho. Mas mesmo que você não esteja competindo, a massoterapia pode melhorar sua flexibilidade e mobilidade. Um massoterapeuta qualificado pode usar técnicas como a liberação miofascial (os tecidos que envolvem e sustentam seus músculos) e a mobilização articular, que pode ajudar a quebrar aderências (tecido semelhante a cicatrizes), reduzir a rigidez muscular e melhorar a amplitude de movimento. Eu gosto de misturar massagens com meu treino de mobilidade porque elas atingem precisamente a fáscia e a rede de músculos "eslinga" que conectam vários grupos musculares e nos dão estabilidade, liberando a tensão. Sou muito específico com minha rotina de massagem, mas é importante entender que uma única massagem não resolverá o problema. Encontre um protocolo que atenda às suas necessidades e objetivos e siga com ele.

Aumento do fluxo sanguíneo e entrega de nutrientes: os músculos e tecidos circundantes passam por estresse e danos durante um treino intenso. A recuperação exige a entrega de oxigênio, nutrientes e fluidos para essas áreas estressadas a fim de restaurar a função natural e a amplitude de movimento. A massoterapia aumenta o fluxo sanguíneo e estimula o sistema circulatório, acelerando o tempo de recuperação.

Relaxamento e redução do estresse: recuperação não se refere apenas ao corpo! É essencial considerar também a recuperação mental e psicológica, e a terapia de massagem é uma maneira eficaz de relaxar e reduzir o estresse. A massagem sueca, que se concentra nas camadas superiores dos músculos com movimentos suaves e leves toques, e a aromaterapia (o tratamento de condições menores, esfregando substâncias naturais de cheiro agradável na pele ou respirando o cheiro delas) ajudam a desencadear a liberação de serotonina e dopamina, promovendo relaxamento, felicidade e melhor sono. Às vezes, você precisa de tratamentos de tecido profundo para liberar dor e tensão em pontos-gatilho e aliviar a inflamação; outras vezes, você só precisa relaxar e aproveitar. É importante equilibrar ambas necessidades.

Controle da mentalidade e desempenho: sua abordagem mental ao desempenho influencia como você se recupera fisicamente. A massoterapia pode ajudar na recuperação mental e psicológica porque estimula o sistema nervoso parassimpático, que ativa a resposta de "descanso e digestão", permitindo que a mente relaxe e limpe qualquer estresse. Assim, a massagem também tem impacto no nosso sistema digestivo e nervoso, fortalecendo a imunidade e as funções dos órgãos.

Muitas pessoas associam a massagem ao luxo, ou a veem como uma despesa desnecessária. A realidade é que é uma ferramenta eficaz que os seres humanos, em inúmeras culturas, têm praticado há milhares de anos. E há muitos profissionais acessíveis para atender seu orçamento. A recuperação com massagem pode ser um divisor de águas para qualquer pessoa que deseja maximizar seu desempenho, longevidade, treinamento e mentalidade. Para aqueles que não experimentaram os benefícios, por que não tentar?

Se eu estou em um período particularmente ativo no trabalho, como treinando muitos clientes, implementando suas rotinas e trabalhando em diferentes esportes simultaneamente, tento fazer uma massagem por semana durante seis a dez semanas. Depois disso, reduzo o número para uma massagem quinzenal. Descobri que preciso desse equilíbrio para manter meu corpo inteiro e minha vida e carreira nos trilhos. Honestamente, não consigo passar um mês sem uma massagem! A principal razão é a protrusão discal nas minhas costas, especialmente o da área torácica. Se eu começar a ficar tenso e permitir que a pressão se acumule, isso me incomodará por meses até que eu faça uma massagem e libere a tensão.

Se você tem inflamação muscular, está sentindo dor em áreas de tensão ou pontos-gatilho e está se movendo mal, comece com seis a dez sessões de terapia de massagem (uma por semana). Assim que a tensão e a dor começarem a diminuir e seus movimentos começarem a melhorar, reduza o número de massagens para uma a cada quinze dias, deixando o corpo se adaptar, e depois passe para uma a cada três semanas ou uma vez por mês para manutenção. Apenas não deixe passar mais tempo sem tratamento, ou correrá o risco de recaída.

TERAPIA DE SAUNA

As saunas têm sido utilizadas há centenas de anos na Escandinávia. A palavra "sauna" vem da antiga palavra finlandesa "savuna", que se traduz como "na fumaça", embora os historiadores acreditem que as saunas datam de séculos atrás, na Grécia Antiga, no Império Romano e entre os povos indígenas da Finlândia. Nos últimos tempos, a prática tem atraído muita atenção da comunidade médica por seus benefícios para a saúde, especialmente no que diz respeito à recuperação.

As saunas podem reduzir a inflamação e o estresse, melhorar o sono e até mesmo diminuir o risco de desenvolver certas condições médicas. O uso regular de saunas tem sido associado ao aumento da resistência física e à melhoria do funcionamento cognitivo. Sessões frequentes podem elevar o humor e os níveis de relaxamento.

A terapia de sauna envolve sentar em uma sala aquecida, geralmente a uma temperatura entre 45 °C e 90 °C. O calor faz com que o corpo sue, dilatando os vasos sanguíneos e permitindo que mais oxigênio e nutrientes cheguem aos músculos. Esse aumento no fluxo sanguíneo ajuda a remover subprodutos como o ácido lático, que podem contribuir para a dor muscular e a fadiga. A terapia de sauna também estimula o sistema nervoso parassimpático, induzindo o relaxamento e reduzindo o estresse, o que, por sua vez, promove um sono melhor, essencial para a recuperação.

Além dos benefícios físicos, o uso de sauna também contribui para o bem-estar mental e emocional. A terapia de sauna promove a liberação de endorfinas, os hormônios naturais do bem-estar do corpo, que melhoram o foco e o humor e reduzem a ansiedade. O relaxamento induzido pelo calor ajuda a liberar tensões mentais, levando a uma mente mais clara e tranquila.

Para atletas e entusiastas do condicionamento, a recuperação com sauna é benéfica na melhoria do desempenho, pois ajuda a reduzir a fadiga muscular e a dor. Ao melhorar o fluxo sanguíneo, o calor da sauna estimula a recuperação muscular, o que pode ajudar a aumentar a força e a capacidade de produção de energia. Além disso, facilita os processos metabólicos que auxiliam no crescimento e reparo dos tecidos musculares. Como resultado, os atletas experimentam maior resistência, recuperação mais rápida e desempenho geral melhor.

Por fim, a terapia de sauna tem sido associada a um aumento na longevidade, pois pode reduzir o risco de desenvolver doenças cardiovasculares. O tempo passado em uma sauna tem se mostrado útil para reduzir a pressão arterial, uma das principais causas de infarto e doenças cardíacas. Um estudo descobriu que aqueles que passavam tempo em saunas apresentavam menos casos de doenças cardíacas e menor risco de mortalidade geral. Além disso, a terapia de sauna demonstrou melhorar a sensibilidade à insulina, o que é necessário para regular os níveis de açúcar no sangue e reduzir o risco de diabetes.

A terapia de sauna é uma excelente adição a qualquer rotina de recuperação. Muitas academias agora têm saunas no local, e alguns spas oferecem sessões regulares. Comece com uma sessão de 20 a 45 minutos, com a temperatura variando entre 45 °C e 80 °C. O melhor momento para usar a sauna é após o treino, à tarde ou à noite.

Um lembrete importante: não se esqueça de beber muita água antes, durante e depois da sauna, e até mesmo tomar um eletrólito, se necessário. Seus rins estarão trabalhando arduamente para mantê-lo hidratado e eliminar impurezas, mas a desidratação pode sobrecarregar os rins. Lembre-se: hidrate-se, hidrate-se, hidrate-se!

RECUPERAÇÃO COM BANHO DE GELO

A recuperação com banho de gelo (também conhecida como imersão em água fria ou crioterapia) tem sido popular no mundo da saúde e do condicionamento há algum tempo. Pode parecer loucura, mas mergulhar em água congelante ajuda os atletas a se recuperarem mais rapidamente, reduz a dor e a tensão física em músculos sobrecarregados e melhora a longevidade.

A técnica envolve expor o corpo à água gelada por até vinte minutos. A temperatura da água geralmente varia entre 10 °C e 12 °C, embora algumas pessoas optem por um tratamento mais intensivo, permanecendo de 1 a 4 minutos no máximo a uma temperatura de 0 °C a 5 °C, e às vezes por mais tempo.

Assim como a sauna, os benefícios de um banho de gelo vão além dos aspectos puramente físicos – esses banhos ajudam a melhorar sua mentalidade, tirando você completamente da sua zona de conforto. Ao enfrentar o desconforto, você aprende mais sobre seus limites físicos e desenvolve resistência mental. Pode parecer contraintuitivo se colocar em um ambiente tão frio e desafiador para o seu próprio bem, mas ao fazê-lo, você prova a si mesmo os extremos que é capaz de suportar. Você obtém uma nova noção de que tipo de desconforto pode tolerar e as circunstâncias aparentemente impossíveis que pode superar.

Em um nível fisiológico, os banhos de gelo causam a constrição dos vasos sanguíneos, o que reduz a inflamação e acelera a recuperação muscular, permitindo que você volte à sua melhor forma muito mais rápido. No final das contas, cabe a cada indivíduo decidir se o banho de gelo é adequado para si, mas é difícil negar os potenciais benefícios do uso regular. Até mesmo um banho gelado pela manhã pode ter um efeito semelhante. Experimente isso primeiro.

Dependendo da temperatura da água, o ideal é fazer três sessões semanais de 2 a 4 minutos cada. Pesquisas mostram que os banhos de gelo são mais eficazes a 5 °C com imersão de 2 a 4 minutos, em vez de 12 °C a 14 °C por períodos mais longos. Também é importante notar que os banhos de gelo são recomendados para a manutenção geral do corpo, e não para a recuperação de lesões agudas, como traumas repentinos em uma articulação ou músculo específico. Para esses tipos de lesões, é essencial usar terapia de calor para ajudar os músculos a relaxarem e recuperarem a funcionalidade adequada para uma boa cura.

TERAPIA COM OXIGÊNIO HIPERBÁRICO

Independentemente do nosso nível de condicionamento físico, todos experimentamos os efeitos pós-esforço físico, desde dores musculares causadas por treinos até torções e distensões provocadas por acidentes ou uso excessivo. Esses desconfortos muitas vezes persistem, tornando a vida mais difícil e dolorosa. Atletas buscam terapias eficientes e não invasivas para acelerar a reabilitação, melhorar a recuperação e otimizar o desempenho. A *hyperbaric oxygen therapy* (HBOT) [terapia com oxigênio hiperbárico] pode abordar muitas dessas questões.

O que é a terapia com oxigênio hiperbárico?

HBOT envolve inalar oxigênio 100% puro em uma câmara pressurizada. O ar que respiramos normalmente contém cerca de 21% de oxigênio, que é filtrado pelos pulmões e transportado para as células pela corrente sanguínea. No entanto, quando respiramos oxigênio sob alta pressão, uma quantidade maior chega à corrente sanguínea, tecidos e órgãos, acelerando o processo de cicatrização.

Como a HBOT funciona?

Essa terapia funciona forçando o oxigênio puro a se dissolver rapidamente no plasma sanguíneo e nos tecidos, estimulando a cicatrização. A terapia pode afetar todas as partes do corpo, do cérebro aos músculos, ossos e órgãos.

Quem pode se beneficiar da HBOT?

A HBOT pode beneficiar uma ampla gama de pessoas, incluindo aquelas em recuperação de cirurgias, lesões ou outras condições médicas, como derrames, ataques cardíacos ou infecções. Atletas usam a HBOT para acelerar a recuperação, reduzir inflamação e dor, além de prevenir lesões. Para pessoas em boas condições de saúde, a HBOT pode melhorar a imunidade, aumentar a função cognitiva e elevar os níveis de energia.

Quais são os benefícios específicos da HBOT?

Redução da inflamação: entrega oxigênio às áreas inflamadas, ajudando a reduzir o inchaço, a vermelhidão e a dor.

Cicatrização acelerada de feridas: acelera a produção de colágeno e estimula a formação de novas células, levando à cicatrização mais rápida de feridas.

Melhoria da função cerebral: aumenta a função cognitiva, melhora a memória e estimula a criatividade.

Recuperação acelerada de lesões: indivíduos que sofreram lesões podem usar a HBOT para acelerar o processo de cura e retornar à atividade mais rapidamente e com desempenho ideal.

A HBOT é uma alternativa promissora e eficaz aos tratamentos médicos convencionais. É uma terapia confiável na medicina esportiva e recuperação de lesões, melhora a longevidade e o desempenho, além de aprimorar o bem-estar mental. Como a terapia é uma ciência de ponta, requer a supervisão de um especialista para obter resultados ideais. Se você estiver interessado em experimentá-la, converse primeiro com um profissional de saúde. Ele o ajudará a decidir se é a terapia certa para você. Caso decida prosseguir, o protocolo de HBOT é semelhante às outras terapias mencionadas anteriormente. Comece com 10 a 20 sessões (uma por semana), dependendo dos seus problemas, e reduza para uma vez a cada quinze dias, e depois uma vez por mês para manutenção.

TERAPIA PEMF

A terapia PEMF (*pulsed electromagnetic field*) [campo eletromagnético pulsado] existe há mais de 50 anos e foi inicialmente usada pela NASA para ajudar astronautas a lidar com os desafios físicos das viagens espaciais. Desde então, foi clinicamente demonstrado que ela auxilia na recuperação, melhora o bem-estar geral e potencializa o desempenho atlético.

O que é a terapia PEMF?

A terapia com PEMF entrega ondas eletromagnéticas de baixa frequência às células e tecidos para regular e melhorar a função celular. Ela melhora a circulação sanguínea, estimula o metabolismo celular e reduz inflamações, o que ajuda o corpo a se curar naturalmente.

Como funciona?

Dispositivos de terapia PEMF utilizam bobinas eletromagnéticas para emitir pulsos eletromagnéticos ao corpo. Esses pulsos imitam a frequência eletromagnética natural da Terra, o que ajuda a energizar o corpo em nível celular. Quando ativadas e energizadas, as células funcionam de forma mais eficiente, melhoram o metabolismo, a circulação e estimulam a cura geral.

Quais são os benefícios da terapia PEMF?

A terapia PEMF pode melhorar o tempo de recuperação de diversas condições, como lesões esportivas, cirurgias e doenças relacionadas à idade. Ela também pode ajudar atletas a se recuperarem do estresse físico e melhorar seu desempenho. Alguns dos muitos benefícios da terapia incluem a redução de inflamação, melhora do sistema imunológico, aumento da energia e melhora na qualidade do sono.

Além disso, a PEMF também pode ajudar a combater depressão e ansiedade. Os pulsos eletromagnéticos estimulam a liberação de endorfinas e outros hormônios do bem-estar, promovendo uma sensação de calma e bem-estar. Por fim, a terapia PEMF realmente melhora o estado mental! Pesquisas mostram que ela melhora o desempenho e a resiliência em situações estressantes, além de aumentar o desempenho cognitivo, melhorar a atenção e auxiliar na clareza mental e no foco.

Se você está procurando uma forma natural e não invasiva de apoiar sua recuperação, melhorar seu desempenho físico e aumentar seu bem-estar geral, a terapia com PEMF pode ser a escolha certa para você. Ela é segura, eficaz e não invasiva, sendo uma ótima alternativa para quem prefere evitar medicamentos ou procedimentos invasivos.

Tenho uma máquina de PEMF em casa e a uso regularmente. Ela me ajuda a regular meu sistema e equilibrar meus níveis de energia. À noite, me auxilia a entrar rapidamente no sistema parassimpático e ter um sono mais profundo.

Nós, humanos, não conseguimos evitar nos esforçar até o limite. Corremos atrás de nossos sonhos, enfrentamos desafios complexos e perseveramos em tempos difíceis. No entanto, nosso corpo muitas vezes paga o preço por nossas ambições, resultando em dores, inflamações e lesões, especialmente com o passar dos anos. Para aqueles que acham as terapias convencionais de recuperação ineficazes, existem várias terapias inovadoras e experimentais que podem nos ajudar a superar esses contratempos. Nos últimos anos, os peptídeos, PRP (plasma rico em plaquetas) e a terapia com células-tronco ganharam popularidade entre atletas e outros que buscam *performance* e recuperação otimizadas. Vale ressaltar que a ciência por trás desses tratamentos ainda está em evolução, por isso, consulte sempre um profissional de saúde qualificado antes de considerar qualquer uma dessas opções, para que ele avalie suas necessidades e determine se são adequadas para você.

PEPTÍDEOS

Peptídeos são cadeias curtas de aminoácidos que desempenham um papel vital na fisiologia do corpo. Certos peptídeos surgiram como ferramentas potentes para a recuperação, demonstrando acelerar a cicatrização de feridas, melhorar a saúde intestinal e reduzir inflamações. Outros são usados para melhorar a resistência muscular, acelerar a reparação dos tecidos e promover a qualidade do sono, um pilar essencial da recuperação. Os peptídeos são administrados por injeções e, em geral, são considerados seguros na maioria das condições.

PLASMA RICO EM PLAQUETAS

O plasma rico em plaquetas (PRP) é uma terapia que envolve a retirada de uma amostra de sangue do indivíduo, o processamento para concentrar as plaquetas e a reinjeção na área lesionada. As plaquetas são essenciais para a coagulação do sangue, mas também contêm fatores de crescimento que estimulam a cicatrização e a regeneração dos tecidos. O PRP tem sido utilizado para tratar lesões como tendinite, distensões musculares e osteoartrite.

TERAPIA COM CÉLULAS-TRONCO

As células-tronco são os "blocos de construção" do corpo, sendo as únicas capazes de gerar diferentes tipos de células, como músculos, sangue e ossos. As células-tronco também podem ser usadas para reparar tecidos danificados. Elas são incrivelmente poderosas e fazem parte de uma nova e empolgante área de pesquisa médica. A terapia com células-tronco envolve a coleta dessas células do próprio corpo (autólogas) ou de um doador compatível (alogênicas), o processamento e a injeção na área lesionada. A terapia tem sido usada para tratar lesões, como rupturas de ligamentos e lesões no manguito rotador, e condições degenerativas, como osteoartrite. As células-tronco podem melhorar a cicatrização e regeneração dos tecidos, reduzir a inflamação e melhorar a função das articulações.

COMBINANDO TERAPIAS

Embora essas terapias de ponta tenham benefícios únicos, em certas circunstâncias elas podem ser combinadas para amplificar seus efeitos. Combinar peptídeos, PRP e terapia com células-tronco, por exemplo, sob a orientação de um profissional de saúde qualificado, pode proporcionar resultados ainda melhores. Pessoas que fizeram isso relatam tempos de recuperação mais rápidos, aumento de energia e melhora geral na qualidade de vida.

Todas essas terapias oferecem a promessa de melhorar a capacidade do corpo de curar e regenerar após lesões. Claro, essas técnicas ainda estão evoluindo e sendo testadas, e ainda estamos aprendendo como elas afetam o corpo e a mente. No entanto, elas certamente trazem esperança para aqueles que já esgotaram os tratamentos médicos convencionais e precisam explorar outras opções. Lembre-se sempre de consultar um profissional de saúde qualificado antes de optar por essas terapias.

A VISÃO "IDEAL" DA RECUPERAÇÃO

Assim como qualquer outra coisa, a recuperação é uma mentalidade, uma abordagem ao treinamento e à vida que enfatiza o descanso, o rejuvenescimento e os benefícios duradouros dos seus esforços. A recuperação é um processo, não um momento isolado. Não basta descansar por um ou dois dias e esperar que seu corpo se cure magicamente. A recuperação é *ativa*. Ela exige participação e envolve descanso, hidratação, nutrição e outros fatores críticos. Não se trata apenas do tempo que você tira para descansar, mas de como você usa esse tempo para apoiar os processos naturais de cura do seu corpo.

Mindfulness e intencionalidade são essenciais

A recuperação ideal também significa abordar seu período de descanso com *mindfulness* e *intencionalidade*. O que quero dizer com isso? Bem, em vez de passar o tempo rolando a tela nas redes sociais ou maratonando séries e/ou filmes compulsivamente em algum *streaming*, aproveite para refletir sobre seu treinamento, definir metas e visualizar seu progresso. Incorpore atividades que promovam o relaxamento, como ioga, meditação ou uma caminhada ao ar livre. Adotar uma abordagem consciente à recuperação ajudará você a recarregar física, mental e emocionalmente.

Recuperação faz parte do desempenho

Recuperação não é apenas sobre sentir-se melhor após um treino intenso; ela também é essencial para melhorar o desempenho. Quando você descansa adequadamente, seu corpo repara tecidos danificados, repõe suas reservas de energia e constrói força e resistência. Sem uma recuperação adequada, você corre o risco de sofrer com o *overtraining* e o esgotamento, o que pode, no final das contas, prejudicar seu desempenho. A recuperação ideal significa reconhecer que ela é uma parte integral do seu programa de treinamento, e não apenas um detalhe secundário.

Longevidade e recuperação andam juntas

A recuperação ideal é central se queremos alcançar a longevidade. Você não precisa ser um atleta profissional para saber que o treinamento impõe uma carga enorme no seu corpo. Ao adotar uma abordagem holística à recuperação, você melhorará seu desempenho e garantirá que poderá continuar treinando e se movimentando sem dor nos próximos anos. Lembre-se, a recuperação não envolve apenas ganhos imediatos, mas se preparar para uma vida saudável e ativa no longo prazo.

A recuperação ideal é pessoal

Por fim, a recuperação ideal é *pessoal*. O que funciona para uma pessoa pode não funcionar para outra. O que seu amigo recomenda pode não atender às necessidades do seu corpo ou ajudá-lo a atingir seus objetivos. Diferentes atividades e estilos de vida exigem abordagens diferentes. O que é comum a todas essas abordagens é uma mentalidade que prioriza o descanso para equilibrar a atividade, focando no rejuvenescimento do corpo e da mente, e está sintonizada com os benefícios duradouros do seu treinamento. Ao encarar a recuperação como um processo holístico e incorporar mindfulness e intencionalidade, você melhorará seu bem-estar físico, mental e emocional no futuro.

Experimente diferentes estratégias de recuperação, ouça seu corpo e descubra o que funciona melhor para você. Os tratamentos simples funcionam bem e a maioria deles não custa muito. Se você sentir que precisa de algo mais sofisticado, consulte um profissional de saúde qualificado. Seja um dia de descanso, uma massagem, uma sauna, um mergulho em piscina fria, um banho quente - ou uma das terapias mais experimentais – *priorize* sua recuperação. Você não vai se arrepender!

AQUI ESTÁ UM RESUMO DO MEU PROTOCOLO DE RECUPERAÇÃO

Massagem: uma vez a cada quinzena, às vezes uma vez por semana quando estou trabalhando mais intensamente.

Sauna: 2 a 4 vezes por semana. Tenho muita sorte de ter uma sauna em casa, o que me ajuda a encaixá-la na minha agenda semanal.

Banho de gelo: 2 a 4 vezes por mês. Não tenho uma banheira de gelo, então vou a um centro de recuperação ou uso a de um amigo. Meu objetivo é eventualmente ter uma em casa e poder fazer isso pelo menos de 2 a 4 vezes por semana.

Terapia PEMF: 3 a 5 vezes por semana. Tenho uma máquina em casa e acho que ela ajuda muito, embora seja um investimento significativo!

9.
A ARTE DA LONGEVIDADE – FAZENDO A CONEXÃO

Se você chegou até aqui no livro, provavelmente está pensando que todo o conceito de longevidade é bastante complexo. Talvez você esteja pensando que alcançá-la envolve uma reorganização radical de toda a sua existência. Bem, em parte, isso é verdade, mas não se assuste: embora a jornada para a longevidade seja desafiadora, ela vale totalmente a pena!

Longevidade é uma palavra enganosamente simples que, em sua forma mais básica, significa apenas "viver por muito tempo". Envelhecer é algo que a maioria de nós não gosta de pensar ou falar a respeito – talvez seja porque a maioria de nós sofre um declínio físico e mental à medida que envelhece. Nossa qualidade de vida deteriora-se e decaímos. Mas não precisa ser assim. Ao implementar as estratégias descritas neste livro, adotando uma abordagem consciente, paciente e consistente em relação a como nos movemos e pensamos, o que comemos e bebemos, como nos recuperamos e como interagimos com nossa comunidade e nosso ambiente, não apenas nos damos a melhor chance de viver uma vida *longa*, mas também de viver uma vida *com qualidade*.

Lembre-se: o que fazemos *todos os dias* é mais importante do que o que fazemos *ocasionalmente*. Claro, genética, estilo de vida, condições ambientais e acesso a cuidados médicos também desempenham um papel em nossa jornada de longevidade. Muitos desses fatores estão fora de nosso controle, o que torna ainda mais importante prestar atenção especial àqueles fatores que *podemos* controlar.

Todos queremos uma vida longa e próspera, mas vamos almejar ser pessoas que conseguem aproveitar uma vida longa, próspera e *ativa* – surfando, viajando, andando de bicicleta, fazendo trilhas, fazendo o que você ama – indo além do ponto em que alguns dizem, "Estou muito velho para isso! Esses dias já passaram!". Afinal, quem quer passar o tempo reclamando da saúde e dizendo: "Lembra quando…"? Vamos, em vez disso, ser pessoas que dizem: "O que vem a seguir?"

Como tentei demonstrar ao longo deste livro, para fazer isso, precisamos *consciente* e *intencionalmente* fazer escolhas saudáveis. Temos que estabelecer novas rotinas e evitar deliberadamente todos os hábitos não saudáveis e armadilhas mentais que nos impedem de colocar em prática a visão que criamos para nós mesmos. Quando eu era mais jovem, trabalhei arduamente e superei meus problemas de saúde. Aprendi novas maneiras de viver – e ainda estou aprendendo – e agora estou colhendo os frutos. Se você se comprometer a mudar sua vida e seguir as dicas deste livro, você também colherá.

Aqui está um resumo do que todos precisamos fazer.

ELIMINE OS MAUS HÁBITOS ONDE PUDER E ESTEJA ABERTO A ADQUIRIR NOVOS HÁBITOS

Abandonar ou limitar nossos maus hábitos ajuda a limpar nosso sistema e abre nossa mente para novas formas de viver. Não estou falando apenas de beber álcool, fumar ou usar drogas, comer alimentos processados ou ceder aos desejos – embora esses hábitos certamente contribuam para doenças crônicas e reduzam nossa qualidade de vida – estou falando daqueles modos de pensar que são igualmente tóxicos para o nosso bem-estar emocional e mental. Fazer um balanço de nossas vidas, reduzir (ou, melhor ainda, eliminar) os maus hábitos e, em seguida, estabelecer bons hábitos é o primeiro passo em nossa jornada de longevidade. A partir de certo ponto, esses bons hábitos se tornarão automáticos, o que economiza energia, tempo e ansiedade desnecessária, ajudando-nos a focar nas coisas essenciais da vida. Mas primeiro precisamos fazer uma boa e firme análise de nós mesmos.

Reconheça seus maus hábitos

Você precisa reconhecer seus maus hábitos se quiser acabar com eles. Maus hábitos podem ser qualquer coisa, desde comer em excesso, preguiça, roer unhas ou dormir demais, até negligenciar o sono e consumir álcool em excesso. Esses hábitos podem causar estragos emocionais e físicos, afetando seus relacionamentos, produtividade e qualidade de vida em geral.

Anote seus hábitos: quais são destrutivos e precisam ser eliminados? Como você lidará com esses maus hábitos que insistem em ficar? A autoconsciência é muito importante quando se trata de reconhecer maus hábitos. Aceitar quem somos ajuda em nossas rotinas de meditação e mindfulness, permitindo-nos perder o sentido do "eu" e do ego que muitas vezes nos coloca em apuros.

Digo isso novamente porque muitos de nós não aceitamos nossos maus hábitos e as barreiras que colocamos entre nós mesmos e a visão que temos. Muitas vezes brincamos sobre nossos maus hábitos, a ponto de se tornarem parte de nossa identidade. Se não os levarmos a sério, vendo-os como as ameaças existenciais que são, eles continuarão conosco para sempre.

Substitua os maus hábitos por novos hábitos saudáveis

Depois de reconhecer, identificar e aceitar seus maus hábitos, o próximo passo é cultivar hábitos saudáveis e incorporá-los à sua vida diária de uma maneira que seja duradoura. Por exemplo, em vez de comer em excesso quando estiver estressado, experimente os exercícios de meditação e respiração que abordamos anteriormente. Eles são simples e fáceis. Apenas feche os olhos por cinco minutos e concentre-se na sua respiração – ou faça uma caminhada meditativa fora de casa, por um jardim comunitário ou parque. Exercitar a força de vontade fortalecerá sua determinação ao enfrentar o próximo hábito em sua jornada.

Se a procrastinação é o seu mau hábito, defina metas claras com prazos para ajudá-lo a focar em suas tarefas. Substitua seus maus hábitos por outros positivos e saudáveis que promovam o bem-estar físico e emocional. Levante-se de manhã com um grande sorriso no rosto, pense em como você está se sentindo bem (mesmo que não esteja) e em como seu dia será ótimo (mesmo que esteja cheio de reuniões desafiadoras ou pessoas difíceis). Assim que pensamentos positivos começarem a criar raízes e crescer em seu cérebro, você começará a treiná-lo para buscar e amplificar as coisas boas em sua vida. Disciplinar seus pensamentos é como exercitar seu corpo – você deve fazer isso diariamente. Mantenha esses pensamentos positivos na mente; repita-os assim que abrir os olhos de manhã: "Eu me sinto bem, meus pensamentos estão focados nesses bons sentimentos". Pensamentos criam sentimentos. Sentimentos criam comportamentos. Comportamentos moldam seu dia.

Nunca se esqueça de que a saúde mental é uma prática diária.

Esteja aberto às pessoas ao seu redor e crie um sistema de apoio

Esteja aberto e discuta qualquer mau hábito que você tenha com amigos próximos, familiares ou até mesmo um psicólogo. Eles podem ajudar você a identificar gatilhos e talvez até ajudar a superá-los. Pode ser um passo assustador e confrontador, mas ser aberto criará uma rede de apoio, aumentando suas chances de desenvolver hábitos saudáveis e apoiando sua saúde emocional e física. Redes de apoio são um ativo inestimável quando estamos aprendendo novos hábitos saudáveis. Mas escolha sabiamente; você precisa de pessoas ao seu redor que levantem você, não que puxem você para baixo.

Comece devagar e não entre em pânico!

É fácil se sentir sobrecarregado quando você se compromete a mudar sua vida. Incorporar hábitos saudáveis leva tempo, foco, paciência e *prática*. Um dos maiores erros que as pessoas cometem é tentar incorporar muitas mudanças ao mesmo tempo. Dê pequenos passos, confie e respeite o processo. Sempre leva mais tempo do que você imagina, então não entre em pânico, pois o pânico só leva ao esgotamento e à decepção.

Comece escolhendo um hábito que você deseja eliminar – ou um hábito que deseja cultivar. Elabore um plano, defina metas realistas e alcançáveis e acompanhe seu progresso. Pode ser tão simples quanto beber mais água ou fechar os olhos e meditar por cinco minutos. Assim que você conseguir incorporar o novo hábito na sua rotina, passe para o próximo.

Refira-se regularmente ao seu plano escrito ou *checklist* para manter o foco no caminho à frente. Você verá suas intenções à sua frente, divididas em etapas alcançáveis. Por exemplo, agora que você está se hidratando regularmente pela manhã e tirando cinco minutos para meditar, adicione algumas das rotinas de movimento corporal do Capítulo 2 à sua rotina matinal. É simples e alcançável e pode ser feito em 10 a 40 minutos, dependendo do tempo que você tiver disponível. Sentir o aumento dos seus níveis de energia, a dissipação da tensão no seu corpo e a mentalidade renovada e feliz irão inspirá-lo a fazer mais mudanças na sua vida.

Consistência é fundamental

Lembre-se sempre: o verdadeiro sucesso não vem de uma grandeza inata, vem da busca consistente de nossos objetivos ao longo do tempo. Consistência é o segredo para a longevidade: como eu disse repetidamente, o que fazemos *todos os dias* é mais importante do que o que fazemos *ocasionalmente*. Hábitos consistentes são a base de uma vida forte e estável e de uma mentalidade forte e estável. Uma das grandes razões pelas quais as pessoas falham em cultivar novos hábitos saudáveis é que desistem cedo demais e voltam para suas antigas rotinas. Consistência é mais importante que perfeição. Se você se desviar do caminho, respire fundo, levante-se e continue. Mantenha-se positivo e evite autocrítica e julgamentos. Os resultados virão!

Se você seguir esses passos, estará bem encaminhado
para desenvolver hábitos saudáveis duradouros,
apoiando seu bem-estar emocional e físico.

Movimente-se todos os dias, fazendo as atividades que você ama

Quando o surfista profissional Kelly Slater fala sobre longevidade, ele enfatiza que não exagera nas coisas. Ele conserva sua força e energia para não se esgotar. Ele treina para o movimento funcional em vez de se dedicar a rotinas pesadas de levantamento de peso ou sessões intensas de cardio, que podem danificar o corpo. Ele sempre mantém uma reserva de energia para recorrer quando necessário.

Empurrar seu corpo ao limite pode trazer resultados rápidos, mas não ajuda na longevidade. Trabalhe para *movimentos funcionais* com base nas suas atividades específicas para evitar o esgotamento. Mova-se todos os dias de acordo com suas necessidades. Você experimentará uma saúde geral melhor: força aprimorada, flexibilidade e capacidade cardiovascular.

Você provavelmente já ouviu a frase "exercício é remédio". Mover-se todos os dias não apenas beneficiará você fisicamente, mas também ajudará mentalmente, aumentando sua memória e concentração. Mesmo que você não tenha tempo para ir à academia ou correr, há muitos exercícios que você pode fazer em quase qualquer lugar para se manter em forma e saudável. A atividade física regular também proporcionará uma sensação de realização. Você se sentirá orgulhoso ao marcar seus objetivos de movimento e construir hábitos duradouros que levarão a um futuro mais saudável. A rotina matinal no Capítulo 2 e o plano de treinamento de 12 semanas no Capítulo 3 são ótimos pontos de partida.

Coma alimentos da melhor qualidade que você puder comprar

Nossa dieta é um dos fatores mais críticos quando se trata de longevidade. Uma dieta equilibrada é crucial para um corpo saudável. Ao escolher alimentos integrais limpos, orgânicos e ricos em nutrientes, alimentamos nosso corpo, reduzimos o risco de doenças e promovemos saúde e bem-estar ideais. Escolher os alimentos certos nutre *seu corpo e sua mente.* No Capítulo 4, expliquei algumas das diferentes dietas que você pode querer experimentar, dependendo do que for melhor para você.

Além das dietas, aqui estão alguns princípios básicos a serem seguidos.

Comece comendo mais frutas e vegetais! Eles são cheios de vitaminas e minerais essenciais - e são deliciosos. Tente comer grãos integrais, proteínas magras e gorduras saudáveis. Evite alimentos ultraprocessados, que são ricos em açúcar e sal e gorduras não saudáveis. E evite beber muito álcool. Se você conseguir administrar essas etapas básicas da dieta, poderá manter um peso saudável, melhorar sua saúde cardiovascular e reduzir o risco de doenças crônicas, como diabetes e câncer.

Vamos recapitular exatamente o que devemos comer.

Alimentos integrais: frutas, vegetais, grãos integrais e proteínas magras orgânicas que estão próximos de seu estado original, mantendo todos os nutrientes naturais que muitas vezes são removidos em alimentos processados ou embalados. Os alimentos ultraprocessados costumam ser ricos em açúcar, sal e gorduras não saudáveis, o que aumenta o risco de obesidade, doenças cardíacas e outras condições crônicas. Ao fazer suas compras, certifique-se de que os alimentos estejam o mais próximo possível do seu estado natural, sejam da estação e locais, em vez de importados.

Prefira produtos frescos e orgânicos: tento ir ao mercado de agricultores local pelo menos uma vez por semana para comprar frutas e vegetais orgânicos. Se não consigo ir ao mercado, procuro uma boa quitanda. Além de os produtos orgânicos terem um sabor melhor do que a maioria das coisas vendidas nos grandes supermercados, eles também são cultivados sem fertilizantes sintéticos, pesticidas e outros produtos químicos prejudiciais amplamente utilizados na agricultura convencional. Além disso, os alimentos orgânicos geralmente contêm mais vitaminas e minerais essenciais do que seus equivalentes não orgânicos.

É importante prestar muita atenção aos rótulos ao selecionar produtos orgânicos, pois nem todos os itens orgânicos são iguais! Se você puder ir a um mercado de agricultores, certifique-se de que os produtos vêm de pequenas fazendas, onde não usam pesticidas ou outros produtos químicos. Optar por produtos orgânicos também é ótimo para o meio ambiente. As práticas agrícolas orgânicas ajudam a reduzir contaminantes que podem entrar no lençol freático e prejudicar a vida selvagem. A agricultura orgânica também ajuda a restaurar a saúde do solo, essencial para uma produção de alimentos sustentável a longo prazo.

Não se trata apenas de escolher o que comer, mas também de tomar decisões éticas sobre *como* viver sua vida. Devemos ser honestos conosco ao fazermos compras. Mudanças simples no estilo de vida e nos hábitos alimentares podem fazer uma grande diferença para nossa saúde *e* para o meio ambiente.

Cozinhe em casa: optar por alimentos orgânicos pode ser mais caro, mas cozinhar em casa pode ajudar a compensar parte desses custos. Você terá controle total sobre os ingredientes que usa e poderá experimentar diferentes sabores e estilos de culinária, sem precisar pagar por isso em outro lugar. Cozinhar em casa também é uma ótima maneira de passar mais tempo com quem você ama.

Leia os rótulos: eu sei que é difícil, especialmente quando você está com pressa, mas a maioria das pessoas não lê os rótulos das embalagens de alimentos nos supermercados. É uma prática que aprendi na universidade, e fiquei chocado ao descobrir como as empresas misturam aditivos artificiais e produtos químicos para fazer os alimentos terem um sabor específico – e viciar as pessoas. É realmente importante evitar alimentos que contenham conservantes artificiais, sabores e corantes – aqueles números estranhos que você muitas vezes vê – que prejudicam sua saúde. Verifique também os níveis de açúcar, sódio (sal), a quantidade de carboidratos e proteínas, de onde vêm os ingredientes, como e quando o alimento foi produzido e a data de validade. Quanto mais você ler os rótulos, mais rápido será para decidir quais alimentos comprar, quais fornecedores apoiar e quais evitar.

Cuide da mente para a longevidade

Como discutimos, a longevidade não diz respeito apenas à saúde física, mas também ao bem-estar mental e emocional. Uma mente saudável e estimulada aumenta a expectativa de vida e limita os riscos associados ao declínio cognitivo.

Estudos demonstram uma forte conexão entre a mente e a longevidade. O bem-estar mental afeta diretamente a saúde física e vice-versa. Outras pesquisas mostram que atividades como quebra-cabeças, palavras-cruzadas, leitura, escrita, pintura e caminhadas em novos ambientes podem melhorar as habilidades cognitivas, proporcionando maior engajamento com o mundo ao nosso redor. Nosso cérebro muda e se adapta às nossas experiências. Resolver problemas complexos, adquirir novas habilidades e participar de novas atividades mantém o cérebro afiado à medida que envelhecemos, ativando novos caminhos neurais.

Sempre digo aos meus clientes, especialmente aqueles com mais de 40 anos, que nunca devemos parar de aprender. Devemos continuar desafiando nosso cérebro e aprimorando nossas habilidades motoras. Para clientes entre 55 e 65 anos, que estão se aproximando da aposentadoria, acrescento que nunca devem parar de trabalhar, mesmo que tentem algo diferente, como trabalho comunitário ou voluntariado. Se não mantivermos o cérebro engajado, nossas faculdades mentais vão se deteriorar. Por isso, encontre novos objetivos, invista em si mesmo e continue aprendendo novas habilidades. Isso também manterá você entretido e curioso.

Como discutimos nos Capítulos 5 e 6, incorporar meditação, exercícios de respiração e mindfulness na rotina diária também ajuda a manter a mente afiada. Precisamos trabalhar arduamente para reduzir o estresse, manter uma atitude positiva e cultivar relacionamentos saudáveis.

Sabemos como o estresse descontrolado pode levar a problemas de saúde como ansiedade, depressão e doenças crônicas. O estresse faz parte da vida, mas o estresse crônico pode ter consequências devastadoras, causando inflamação, enfraquecendo o sistema imunológico e aumentando o risco de doenças cardíacas. Sempre que possível, envolva-se em atividades que promovam o bem-estar mental e emocional.

À medida que envelhecemos, às vezes esquecemos a importância das conexões sociais e das amizades, essenciais para uma boa saúde mental. Os humanos são criaturas sociais, e manter-se conectado é vital para a longevidade. Um forte sistema de apoio social reduz a solidão, o estresse e as preocupações negativas, além de proporcionar responsabilidade. Nossa saúde sofre quando estamos isolados. Além de amigos e familiares, envolva-se com a comunidade local. Conecte-se com organizações que promovem o altruísmo.

Crie um plano de ação

Independentemente dos objetivos que estabelecemos, sejam eles pessoais ou profissionais, precisamos de um plano para alcançá-los. Um plano de ação é uma ferramenta simples que motiva, mantém o foco e ajuda a permanecer no caminho certo. Viver uma vida longa e saudável é o objetivo, mas também queremos nos sentir felizes e realizados ao longo do caminho. Como discutimos, fazer mudanças no estilo de vida é difícil, então precisamos de um plano de ação para ter sucesso a longo prazo.

Ao longo deste livro, apresentei alguns planos simples e eficazes que você pode introduzir em sua vida diária. Esses planos não são o objetivo, mas algo para construir, misturar e melhorar à medida que sua mente, corpo e visão mudam. Certifique-se de definir seus objetivos claramente desde o início. Seja específico sobre o que deseja alcançar e certifique-se de que seus objetivos sejam mensuráveis e atingíveis.

Comprometer-se com o plano de ação pode ser desafiador, especialmente quando as coisas não saem como o esperado ou quando você sente vontade de desistir. Nessas horas, tente manter-se motivado e lembre-se dos seus objetivos. Lembre-se do motivo pelo qual começou essa jornada: para continuar "vibrando" por toda a vida!

Embora os planos de ação sejam importantes, também devemos revisar os passos que estamos dando, como nosso corpo está se adaptando, e ajustar o plano de ação de acordo. À medida que você avança em direção aos seus objetivos, pode perceber que seu plano precisa ser revisado. Atualize seu planejamento regularmente para garantir que você continue empolgado e engajado, e que seu plano permaneça relevante e eficaz. Lembre-se de que ter um plano de ação é um processo *dinâmico*, e é necessário ser flexível.

Compreender e aceitar quem você é — e estar preparado para mudar

É uma verdade difícil, mas muitas pessoas fogem da realidade. Entender e aceitar quem você é, e a vida que tem, é essencial quando se trata da arte da longevidade. Sim, há circunstâncias que não podemos mudar ou nas quais nascemos. No entanto, reconhecer nossas limitações é uma parte importante do processo de seguir em frente e criar resultados positivos. Muitos de nós passam a vida tentando se encaixar nas expectativas e normas da sociedade, suprimindo nossa verdadeira essência no processo. Sentimos pressão para nos conformar a certos ideais de beleza e ao que é considerado uma vida de sucesso. Somos empurrados para papéis, muitas vezes baseados em nosso gênero ou em uma percepção de classe social. Certas características de personalidade são celebradas, o que nos leva a mascarar nossas qualidades únicas, caso elas não se encaixem no que é esperado pela maioria. Tentamos ser quem não somos. Mas viver dessa maneira é exaustivo e insatisfatório.

O segredo para viver uma vida mais feliz, saudável e longa é abraçar o seu *eu* autêntico — entender e aceitar quem você realmente é. Isso significa ser fiel aos seus sentimentos, valores, crenças e desejos, e expressá-los de maneiras que estejam alinhadas com sua identidade. Reservar um tempo para focar no autocuidado é importante.

Seja sentar em um banco de parque e fechar os olhos por dez minutos na hora do almoço, se inscrever em uma aula de ioga, fazer uma caminhada na natureza sozinho ou participar de um retiro de uma semana, encontrar tempo para *se* entender é fundamental. Busque atividades que ajudem você a esclarecer e entender quem realmente é. Esperamos que, com esse processo, nos tornemos mais pacientes e compassivos com nós mesmos e com os outros.

Outro ponto a ser destacado: a autoaceitação não é um evento único – é um processo contínuo que abrange todos os aspectos da vida e requer esforço e dedicação consistentes. Verifique com você mesmo seus sentimentos e admita quando precisa de ajuda. Quando abraçamos quem somos, sem julgamentos ou comparações, conseguimos mais facilmente nutrir relacionamentos duradouros. Quando nos conhecemos, gerimos melhor nossos estresses únicos, melhoramos nossa percepção de nós mesmos e dos outros, e criamos hábitos mais saudáveis que aumentam nossa saúde e bem-estar em geral.

COMPREENDENDO SUA AUTENTICIDADE

Ser "autêntico" significa ser verdadeiro consigo mesmo em seus pensamentos, palavras e ações. Envolve saber quem você é, o que deseja, o que realmente importa – e, então, viver de acordo com isso. Reserve um tempo para refletir sobre seus valores e anote-os. Pergunte a si mesmo questões como:

- O que me faz feliz?
- No que eu realmente acredito?
- Pelo que sou apaixonado?
- O que eu defendo?

- O que eu quero alcançar na vida?
- Quais são minhas principais forças e fraquezas?

Ao explorar essas perguntas, você obterá uma compreensão mais profunda de quem realmente é. Começará a reconhecer onde pode ter suprimido ou negado sua verdadeira natureza, ou vivido de maneira contrária aos seus valores. Uma vez que tenha uma noção mais clara de quem é, pode começar a viver de uma maneira que honre sua autenticidade.

Há inúmeros benefícios em abraçar sua verdadeira essência – tanto para você *quanto* para as pessoas ao seu redor. Isso pode levar a uma maior autoconsciência e a uma melhora na autoestima, já que você se sentirá mais seguro em sua identidade e menos autoconsciente sobre tentar se encaixar em certos moldes ou atender a expectativas impostas. Seus relacionamentos melhorarão, pois você estará mais apto a comunicar suas necessidades, limites e valores para os outros. As pessoas podem discordar de você ou negar apoio, mas tudo bem: é importante saber quem realmente faz parte da sua tribo. Ser autêntico aumentará sua criatividade, resiliência e senso de propósito, já que você estará mais sintonizado com seus pensamentos e emoções mais íntimos.

É mais fácil falar em abraçar sua verdadeira essência do que o fazer; pode ser muito difícil aceitar e digerir algumas das mudanças e sacrifícios necessários para se alinhar com seus valores verdadeiros. Abraçar sua autenticidade envolve confrontar e superar todos os medos, inseguranças, crenças limitantes, preconceitos e pressões sociais que o impediram de ser quem você realmente é.

Aqui estão algumas estratégias para alcançar isso:

Pratique a autocompaixão e a autoaceitação. Seja gentil e perdoe a si mesmo. Reconheça que não há problema em cometer erros ou ter falhas – todos nós temos! Concentre-se em suas forças, desejos e paixões, e fique feliz com sua singularidade.

Seja consciente de seus pensamentos e emoções. Esteja ciente quando estiver julgando ou criticando a si mesmo (ou aos outros) e tente avaliar esses pensamentos de uma forma mais positiva e fortalecedora. Sinta suas emoções sem suprimi-las ou negá-las.

Estabeleça limites e priorize suas necessidades. Seja objetivo sobre o que você quer e precisa em sua vida e comunique seus limites aos outros. Deixe as pessoas cientes. Não se desgaste sacrificando seu próprio bem-estar ou valores para agradar os outros ou se conformar às normas sociais.

Cerque-se de pessoas que o apoiem. Busque aqueles que o aceitam e valorizam por quem você realmente é, e evite os que o julgam ou criticam severamente. Junte-se a comunidades ou grupos que compartilhem seus valores.

Dê pequenos passos para se tornar a pessoa que você sempre quis ser. Foque no *progresso*, não na *perfeição*. Celebre suas conquistas ao longo do caminho e aprenda com seus desafios.

RESPEITE O PROCESSO E CONFIE NELE: LONGEVIDADE É O NOSSO OBJETIVO

Compreender e aceitar o seu eu autêntico – e então fazer as mudanças necessárias – não é um evento único, mas uma jornada de autodescoberta e crescimento ao longo da vida. Ao abraçar seu eu autêntico, você levará uma vida mais gratificante e com propósito, e inspirará outros a fazerem o mesmo. Lembre-se de que ser verdadeiro consigo mesmo não é egoísta ou egocêntrico, mas um ato de coragem e integridade. Então, dê o primeiro passo em direção à autenticidade hoje, e veja como o autoconhecimento nos mantém no caminho da longevidade.

10.
O CAMINHO DO SAMURAI

Uma parte significativa da minha jornada em direção à longevidade envolveu investigar diferentes fontes de conhecimento e sabedoria de todo o mundo. Quando comecei a explorar, logo descobri que há inúmeras práticas e tradições de outras culturas das quais podemos aprender aqui no Ocidente.

Já mencionei que sou um pouco obcecado com a cultura e as tradições japonesas! Tenho um interesse particular no antigo "código samurai" (conhecido como *bushido* em japonês) e em como ele defende a disciplina, a saúde física e espiritual, além da honra e compaixão. Embora o código tenha suas origens no Japão do final do século XII, hoje ele se tornou uma filosofia de vida praticada por milhões de pessoas ao redor do mundo.

Tradicionalmente, a vida de um samurai era marcada por rituais e disciplina. Era uma vida caracterizada por uma dedicação inabalável e uma busca incansável pela perfeição. Parece extremo, mas, se aplicarmos esses princípios em nossas vidas, eles nos ajudarão a viver com mais propósito e a estabelecer hábitos positivos e duradouros.

Essencialmente, o código samurai prega assumir o controle de suas ações, manter o foco e organizar metodicamente as tarefas necessárias para alcançar seus objetivos. Como vimos no Capítulo 2, ao aprender sobre rotina e hábito, muitos de nós falham ou ficam aquém de nossos objetivos e desistem muito cedo, o que leva à decepção. Se quisermos prolongar os anos significativos e ativos de nossas vidas, *precisamos* priorizar nossa saúde mental, física e espiritual – e nos manter fiéis às rotinas e práticas que garantem que isso aconteça!

O código samurai foca em cultivar um espírito inquebrável, ser corajoso diante da adversidade e permanecer disciplinado em todos os momentos. Um seguidor do código aprende a permanecer calmo e sereno diante das circunstâncias mais difíceis. Eles são capazes de focar na resolução de problemas e nunca desistem.

É uma maneira de ser que todos podemos aplicar às nossas vidas e rotinas diárias. Isso nos ajudará a lidar com o estresse, as dificuldades no trabalho e tudo ao nosso redor; estaremos preparados e atentos, nos tornando mais calmos e conhecedores. O samurai prioriza o autocuidado e pratica a atenção plena para manter a força, o equilíbrio e a clareza.

TRAZENDO O CAMINHO DO SAMURAI PARA SUA VIDA

A cultura samurai colocava grande ênfase em manter um equilíbrio entre a mente, o corpo e o espírito. Eles acreditavam que a mente é o motor da ação, e o espírito é o combustível. Uma mente clara permite que você se desapegue e permite que suas ações fluam.

Pratique a disciplina e o autocontrole

Os guerreiros samurais adotavam a disciplina e o autocontrole todos os dias. Para muitos de vocês, como discutimos no Capítulo 2, isso pode ser um desafio, mas, se você se concentrar em sua rotina e exercícios de respiração, você chegará lá. Os samurais gerencia-vam suas emoções para permanecerem calmos e serenos no calor da batalha. Você também pode fazer isso – em sua vida cotidiana, e, com sorte, não em uma batalha! Definir metas e prazos e aderir a um cronograma ajudará você a se tornar mais disciplinado. O auto-controle significa aprender a bloquear as distrações e focar em seus objetivos de longo prazo.

Viva uma vida equilibrada

Quando pensamos em samurais, normalmente imaginamos ação no campo de batalha, mas eles buscavam equilíbrio em *todos* os aspectos da vida – trabalho, família, saúde holística, espiritualidade e comuni-dade. Focar em uma área em detrimento das outras pode rapidamente levar ao esgotamento, um lugar que muitos de nós conhecemos muito bem. Seguir as rotinas diárias descritas no Capítulo 2 será um grande passo para construir esse equilíbrio em sua vida. Você terá tempo para se exercitar e descansar, tempo para meditação pessoal e exercícios de respiração, além de tempo para a família e a comunidade.

Viva de acordo com um código pessoal

Implementar um código pessoal inspirado no dos samurais (nada mais do que seus valores, ética e moral) em sua vida orientará seus hábitos e rotinas, levando a experiências mais produtivas e significativas. Faça uma lista de valores que são importantes para você. Como seria o *seu* código de samurai? Pode incluir coisas como honestidade, lealdade, respeito, bondade, ética de trabalho, pontualidade, evitar o consumo desnecessário ou honrar a Terra. Reflita profundamente sobre os valo-res que deseja incorporar, memorize-os e pratique-os todos os dias.

Pratique a compaixão – para consigo mesmo e para com os outros

Ser compassivo é mais simples do que parece. É mais do que promover atos de bondade ou caridade; é uma condição do coração. Ao ser solidário com a angústia e o sofrimento dos outros – e de nós mesmos – fortalecemos esses laços e somos mais propensos a estender amor e generosidade. Também é uma das melhores maneiras de melhorar nossa saúde mental e nosso bem-estar. É fácil abandonar a compaixão, especialmente quando estamos estressados em casa ou no trabalho, ou quando as manchetes ficam muito turbulentas. Entretanto, com prática, *podemos* nos reconectar com o coração. Ser compassivo não custa nada – é um presente imaterial – e leva à cura, tanto em nós quanto no mundo ao nosso redor.

A compaixão nos permite fazer uma pausa na busca de nossas metas e objetivos individuais. Nossa atenção é voltada a lidar com o essencial da vida – as coisas que nos trazem felicidade mais profunda. Os samurais eram mais do que apenas guerreiros; além da bravura e da honra, a compaixão era fundamental para seus ensinamentos.

Pratique a atenção plena

Para sermos mais compassivos, também devemos praticar a atenção plena, cultivando a autoconsciência e a consciência dos outros. Quando estamos presentes, no momento, e atentos aos nossos pensamentos e emoções, limitamos as distrações que nos impedem de sermos compassivos. Reconhecemos, mas não nos apegamos às emoções negativas. Somos levados por uma voz interior que é gentil, apoiadora e aceita todas as nossas experiências. Ao prestar atenção aos nossos pensamentos, somos mais capazes de entender os pensamentos, emoções e ações dos outros, o que leva a uma maior empatia.

Pratique gratidão e bondade

Estar atento às pessoas ao nosso redor e reconhecer as coisas pelas quais somos gratos também beneficia os outros. Quando praticamos gratidão e bondade na frente de nossos filhos, por exemplo, ensinamos a eles como viver com uma atitude positiva e um coração generoso.

Mantenha a mente aberta e deixe de lado o julgamento

Nunca sabemos *realmente* o que está acontecendo na vida das outras pessoas. Quando as julgamos, dificultamos nossa capacidade de ter empatia. Torna-se mais difícil entender e honrar a perspectiva delas. Em vez disso, dê um passo para trás e tente imaginar como seria estar no lugar de outra pessoa – mesmo que apenas por um dia. Todos têm falhas, e só porque você pode não as entender de imediato, isso não significa que elas sejam irrelevantes. Essa perspectiva madura e informada leva a relacionamentos mais significativos.

Seja responsável por seus atos

O ato de assumir responsabilidade por nossas ações – boas, ruins e indiferentes – é uma demonstração de autocompaixão. Também é muito sábio! Quando reconhecemos nossos erros e buscamos perdão, somos mais propensos a estender o perdão aos outros.

É essencial olhar para dentro e refletir sobre nossas ações e como elas podem ter afetado os outros. Ao aceitar nossas falhas, podemos buscar maneiras de nos aprimorar. Também nos tornamos exemplos de integridade e honra.

Esteja totalmente presente

Estar totalmente presente em mente, coração e espírito ao se conectar com outras pessoas nos permite ser mais empáticos e compassivos. Quando eliminamos as distrações do mundo ao nosso redor e estamos completamente no momento, somos mais capazes de ouvir profundamente e entender as perspectivas dos outros. Ao ouvir *verdadeiramente* os outros e conectar-se com suas experiências – através das palavras que escolhem, do tom, das emoções e da linguagem corporal – fomentamos relacionamentos mais profundos. Estar totalmente presente valida as experiências e emoções dos outros; estamos sinalizando que *os vemos*, *os ouvimos* e *nos importamos com eles*.

A ARTE DO AUTOCONTROLE

A maioria de nós acha quase impossível adiar a gratificação. É realmente difícil! No final das contas, somos os únicos responsáveis por nossas atitudes, e essas atitudes moldam nossas decisões e a maneira como interagimos com os outros – para melhor ou para pior. Todos corremos o risco de perder uma parte de nós mesmos com as pressões e o ritmo frenético da vida moderna e nossa busca incessante por conveniência. Estamos perdendo o contato com nosso corpo e mente, e isso resulta em danos a nós mesmos e ao nosso ambiente. Infelizmente, vejo isso em meus clientes todos os dias.

É por isso que o autocontrole – a habilidade de regular nossos comportamentos e impulsos – é um aspecto crucial para a saúde e a longevidade. O autocontrole nos ajuda a resistir às tentações cotidianas e adiar a gratificação; ele nos orienta a fazer escolhas mais saudáveis e informadas. Envolve regular *conscientemente* nossos pensamentos, emoções e ações diante de desejos ou impulsos conflitantes. O mais encorajador é que o autocontrole é uma habilidade que pode ser aprendida – e melhorada com prática regular. *Podemos* vencer o cabo de guerra entre nossos primeiros impulsos e as ambições mais saudáveis e de longo prazo que temos para nós mesmos.

Os benefícios do autocontrole

Exercitar o autocontrole ajuda a gerenciar o estresse, reduz certos fatores de risco para a saúde, melhora os relacionamentos e nos mantém no caminho em direção a nossos objetivos. Pesquisas mostram que indivíduos com altos níveis de autocontrole têm melhor saúde geral e uma expectativa de vida mais longa. Eles também são menos propensos a se envolver em comportamentos de risco, como fumar ou o uso indevido de álcool e drogas.

Desenvolver o autocontrole exige intenção e esforço. Aqui estão algumas técnicas que você pode começar a praticar hoje:

- **Autoconsciência:** concentre-se em seus pensamentos e emoções iniciais quando se deparar com escolhas não saudáveis e tentações. Reconheça que eles são apenas impulsos até que sejam colocados em prática.
- **Distrações saudáveis:** você pode interromper o impulso de tomar decisões prejudiciais ao se envolver em atividades saudáveis ou mudar seu foco para outro objetivo. Em vez de pegar uma cerveja e um menu para viagem depois do trabalho, por exemplo, amarre seus sapatos e vá para uma corrida curta. Até

mesmo uma caminhada ao pôr do sol é melhor do que cervejas, TV e comida para viagem!

- **Adiar a gratificação:** praticar o autocontrole não significa eliminar todo prazer da sua vida. Estamos *adiando* a gratificação – e redefinindo o que gratificação significa – ao desenvolver uma visão de longo prazo para nossa saúde. As verdadeiras recompensas são diferentes daquelas que vêm com prazer imediato. (A maioria de nós – eu incluso – aprendeu isso da maneira mais difícil!)
- **Recompensa pessoal:** comemore as pequenas vitórias e recompense a si mesmo quando progredir em direção aos seus objetivos maiores. Um sorvete tem um sabor um pouco mais doce quando você reduziu minutos do seu melhor tempo, ou teve uma longa sessão de treinamento com seus amigos no clube de surfe.
- **Atenção plena:** pratique as técnicas de atenção plena, meditação e respiração profunda que discutimos nos Capítulos 5 e 6, quando sentir vontade de quebrar as rotinas saudáveis que você colocou em prática. Elas rapidamente o colocarão de volta no foco.

Obstáculos comuns para praticar o autocontrole

O autocontrole não é instintivo e não é permanente. Você tem que trabalhar nisso! Aqui estão alguns dos fatores que podem desafiar nosso autocontrole – e nossa longevidade – e que exigem que implementemos a disciplina necessária para nos mantermos no caminho certo.

- **Estresse** pode comprometer nosso autocontrole, distraindo a mente e acionando a resposta de "luta ou fuga". Para limitar os efeitos do estresse, faça exercícios para queimar a energia negativa e medite para se recentralizar. Busque o apoio de amigos e familiares. Seja aberto e honesto sobre o que está incomodando. Compaixão é uma via de mão dupla.
- **Fadiga** realmente afeta nosso autocontrole. É difícil contar com sua força de vontade quando você se esgotou no trabalho e não tem mais nada no tanque. Para superar a fadiga, priorize o sono, hidrate-se com água de qualidade, faça exercícios regularmente e siga seu plano de nutrição saudável. Uma mente e um corpo renovados o guiarão a melhores decisões.
- **Tentações** vêm moldando a história humana por eras! E tudo começa com nossos primeiros impulsos. Às vezes, a tentação pode parecer impossível de resistir, e já levantamos a bandeira branca antes mesmo de o autocontrole entrar em ação. Mas, se reconhecermos nossos gatilhos, limitamos nossa exposição a eles, o que nos dá espaço entre o pensamento e a ação. Como resultado, a próxima decisão que tomarmos terá maior probabilidade de ser uma escolha saudável.

O PODER DA MUDANÇA NO LONGO PRAZO

Encontrar a motivação para fazer mudanças positivas é difícil. Não há duas maneiras de fazer isso. Você não está sozinho em sentir isso. Muitas vezes, pode parecer opressor, especialmente quando os resultados não são imediatos. Ser consciente de como pensamos e sentimos durante momentos difíceis é fundamental. Precisamos aprender a ter paciência e persistência e entender que estamos nisso para o longo prazo. Fazer pausas, praticar o autocuidado e cercar-se de pessoas que dão apoio são todas ações benéficas para fazer com que as mudanças positivas na vida sejam duradouras.

Os samurais treinavam persistentemente nas artes marciais por anos para preparar corpo e mente para a batalha. Eles entendiam a importância de manter o código e as práticas todos os dias. Eles faziam pausas para descansar e se recuperar, mas sua missão e vigilância nunca vacilavam. Continuavam aprimorando suas habilidades físicas e colocando mente e espírito a serviço da causa da compaixão. Nunca deixavam de viver uma vida de honra.

No mundo acelerado de hoje, é fácil ser pego pelo ritmo e esquecer que estamos nisso para o longo prazo. Ficamos obcecados com vitórias rápidas – soluções imediatas – que não duram. Ficamos obcecados em apenas colocar um pé na frente do outro, nas minúcias. Nós focamos em apenas sobreviver hoje.

É por isso que a busca pela longevidade é realmente uma arte. E é por isso que coloco tanta ênfase na rotina e na disciplina, no foco e na visão. Esses são os elementos necessários para ver mudanças duradouras em nossas vidas. Devemos aprender com os erros do passado e entender que o fracasso faz parte da jornada. Só então seremos capazes de abordar o futuro com maturidade e abertura. Encontramos a coragem necessária para reconhecer quando algo está funcionando em nossas vidas – ou nos impedindo – e quando mais mudanças são necessárias. Precisamos nos adaptar ao ambiente que está constantemente mudando ao nosso redor.

Lembre-se de permanecer positivo! Dê um passo para trás de vez em quando e avalie sua vida sob uma perspectiva diferente. Aprecie o quanto você já conquistou e prepare-se para o restante da jornada.

Entenda quando você precisa fazer uma pausa e recarregar as energias para voltar mais forte. Se eu tiver um ano particularmente exaustivo, tiro uma semana de folga a cada três meses ou algo assim, para recuperar meu equilíbrio e me reenergizar. Às vezes, tiro até um dia de folga do trabalho só para passar um tempo de qualidade com minha família e entes queridos. O que quer que ajude você a encontrar motivação e força para continuar motivado no longo prazo, abrace e explore isso.

Ao terminarmos esta parte da jornada juntos, vamos nos lembrar das principais coisas que precisamos manter em mente em nossa busca por uma vida de longevidade e bem-estar.

Tenha paciência

Você não pode alcançar a grandeza duradoura da noite para o dia. Não acredite nas "pílulas mágicas" que as pessoas tentam vender. Resultados e sucesso exigem tempo, paciência e persistência. Ser paciente nos dias de hoje pode ser considerado uma arte também! Lembre-se, cada passo que você está dando agora, neste momento, é mais um na direção do seu objetivo de uma longa e satisfatória vida. Mantenha-se no caminho. Abrace o desafio.

Seja movido por um propósito

Visualize o que você quer conquistar e vá atrás disso com determinação e paixão. Isso é essencial. Um senso de "porquê" será seu guia nos momentos difíceis. Experimente até encontrar sua paixão – as coisas que o alimentam e completam. Os desafios da vida sempre estarão presentes – mas você também estará.

Abrace a jornada!

A vida é ocupada, bela, cheia de drama e repleta de mistérios. A jornada é mais significativa do que imaginamos; devemos confiar no processo e aproveitá-lo. Tire um tempo para admirar o quanto você caminhou, as lições aprendidas ao longo do caminho e as pessoas que o cercaram (e que ainda vão chegar). Viva com um coração grande e uma gratidão enorme.

Aprenda e se adapte quando necessário

Incorporamos flexibilidade e movimento à sua rotina diária, então seja flexível e ágil em sua mentalidade ao longo da vida. Seja curioso, aprenda, adapte-se e esteja aberto a novas experiências. A vida é cheia de mudanças e desafios. Alguns obstáculos sempre estarão lá, e você não pode controlar tudo. Mas você *pode* controlar como reage a eles.

A consistência é fundamental

Manter rotinas saudáveis pode ser a diferença entre o sucesso e o fracasso. Alguns dias serão fáceis e revigorantes. Em outros, será difícil, e sua motivação parecerá distante. Quando você se sentir assim, persista em suas rotinas diárias para criar o ímpeto (e os resultados) de que precisa para superar os momentos difíceis. Lembre-se, o que você faz *todos os dias* importa muito mais do que o que faz *ocasionalmente*.

Então, vá com calma. Aproveite o passeio. Há muito por vir para você.

AGRADECIMENTOS

Obrigado ao meu editor e à minha editora, Brandon, por me motivarem e me darem essa oportunidade incrível – é um sonho realizado. Estou muito feliz e grato.

Obrigado a toda a equipe da Holistic HQ por apoiarem e entenderem meu tempo fora da clínica.

Obrigado à minha família – amo todos vocês!

Obrigado, Tom Carroll, pela inspiração, motivação e orientação. Amo você, Tom.

Para saber mais sobre minha metodologia e como aplicar os exercícios deste livro e expandi-los, por favor, siga:

@holisticprohealth @theartoflongevity

Holistic Pro Health Performance

www.holisticph.com

Gratidão a todos, Rodrigo B. Perez

Rodrigo Perez, também conhecido como Rod, treinou e ajudou inúmeros atletas, desde profissionais e atletas de elite a atletas amadores. Sua metodologia de movimento e sua abordagem holística de alcançar o bem-estar e a longevidade contribuíram para que inúmeros atletas aprimorassem sua movimentação, tornando-se mais conscientes de seus corpos, melhorando sua nutrição, superando estagnações em seu desempenho e, assim, alcançando a melhor versão de si mesmos.

Nas últimas duas décadas, Rod vem ampliando e aprofundando seus conhecimentos. Trabalhando com diversas modalidades para alcançar a melhor mobilidade e precisão de movimento, respiração aprimorada, autorregulação e técnicas de foco mental, segue colaborando com clientes amadores e profissionais para atingirem seus objetivos de saúde e desempenho.

Aulas, programas, seminários e consultas são oferecidos profissionalmente, de modo desafiador e, ao mesmo tempo, lúdico – para melhor preparar os clientes a serem protagonistas de seu próprio bem-estar e conquistas.